· 中医非物质文化遗产临床经典读本

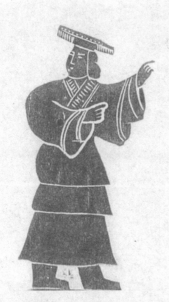

严氏济生方

南宋·严用和 著

刘阳 校注

中国医药科技出版社

图书在版编目（CIP）数据

严氏济生方/（南宋）严用和著；刘阳校注 . —北京：中国医药科技出版社，2012.1（2024.11重印）

（中医非物质文化遗产临床经典读本）

ISBN 978 – 7 – 5067 – 5234 – 3

Ⅰ . ①严… Ⅱ . ①严… ②刘… Ⅲ . ①方书 – 中国 – 南宋 Ⅳ . ①R289. 344.2

中国版本图书馆 CIP 数据核字（2011）第 224866 号

版式设计 郭小平

出版 中国医药科技出版社

地址 北京市海淀区文慧园北路甲 22 号

邮编 100082

电话 发行：010 – 62227427 邮购：010 – 62236938

网址 www. cmstp. com

规格 710 × 1020mm $\frac{1}{16}$

印张 13

字数 141 千字

版次 2012 年 1 月第 1 版

印次 2024 年 11 月第 3 次印刷

印刷 北京印刷集团有限责任公司

经销 全国各地新华书店

书号 ISBN 978 – 7 – 5067 – 5234 – 3

定价 29. 00 元

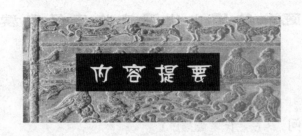

　　《严氏济生方》，为南宋·严用和著于宝祐二年（公元 1253 年）。原书分为十卷，论治八十，制方凡四百。严氏撰著该书，据其多年心得，结合临床实际，荟采古人可用之方，兼收已验之效方，以杂病各门为纲，下列总论，论中详述病因、病机、辨证分类，于疑似处不烦细辨。再附主方，每方详述主证、组方、炮制、服法等。纲目清晰，条分缕析，方论结合，议论精详而不繁琐。故元·吴澄称赞其"予最喜《严氏济生方》之药，不泛不繁，用之辄有功"。

　　是书理论上源于《内经》、《难经》、《伤寒论》、《金匮要略》、《诸病源候论》、《千金方》诸书，博取众家，于宋代大家庞安常、朱肱等颇为推崇。

　　书中收方来源广泛，汉、唐、宋以来诸家名方及民间验方均有采录，其中对《和剂局方》、《三因方》则视若精善。其又重视灸方，其使用处凡六门，而于"劳瘵论治"之"崔氏灸穴法"更是不烦详引，并予以配图。

　　严氏对所摭常用古方善于化裁，如仲景治疗肾虚的八味肾气丸，经严氏加味牛膝、车前子后，扩大了原方适应范围，使之成为治疗虚（肾虚）实（水湿）夹杂证的名方——济生肾气丸。

　　严氏又擅创制新方，如归脾汤、小蓟饮子等，讲究刚柔相济，佐使合宜，用药平正稳妥。由于制方既切实用，又不峻猛。柔中有刚，兼顾全面，故很受后世医家推重。

《中医非物质文化遗产临床经典读本》
编 委 会

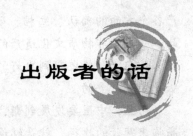

出版者的话

　　中华医学源远流长，博大精深。早在两汉时期，中医就具备了系统的理论与实践，这种系统性主要体现在中医学自身的完整性及其赖以存续环境的不可分割性。在《史记·扁鹊仓公列传》中就明确记载了理论指导实践的重要作用。在中医学的发展过程中，累积起来的每一类知识如医经、方剂、本草、针灸、养生等都是自成系统的。其延续与发展也必须依赖特定的社会人文、生态环境等，特殊的人文文化与生态环境正是构成中医学地域性特征的内在因素，这点突出体现在运用"天人合一"、"阴阳五行"解释生命与疾病现象。

　　但是，随着经济全球化趋势的加强和现代化进程的加快，我国的文化生态发生了巨大变化，中国的传统医学同许多传统文化一样，受到了严重冲击。许多传统疗法濒临消亡，大量有历史、文化价值的珍贵医药文物与文献资料由于维护、保管不善，遭到损毁或流失。同时，对传统医药知识随意滥用、过度开发、不当占有的现象时有发生，形势日益严峻。我国政府充分意识到了这种全球化对本民族文化造成的冲击，积极推动非物质文化遗产保护。2005年《国务院办公厅关于加强我国非物质文化遗产保护工作的意见》指出："我国非物质文化遗产所蕴含的中华民族特有的精神价值、思维方式、想象力和文化意识，是维护我国文化身份和文化主权的基本依据。"

　　中医药是中华民族优秀传统文化的代表，是国家非物质文化遗产保护的重要内容。中医古籍是中医非物质文化遗产最主要的载体。杨牧之先生在《新中国古籍整理出版工作的回顾与展望》一文中说："古代典籍是一个民族历史文化的重要载体，传世古籍历经劫难而卓然不灭，必定是文献典籍所蕴含精神足以自传。……我们不能将古籍整理出版事业仅仅局限于一个文化产业的位置，要将它放到继承祖国优秀文化传统、弘扬中华民族精神、建设有中国特色的社会主义的高度来认识，从中华民族的文化传统和社会主义精神文明建设的矛盾统一关系中去理解。"《保护非物质文化遗产公约》指出要"采取措施，确保非物质文化遗产的生命力，包括这种遗产各个方面的确认、立档、研究、保存、保护、宣传、承传和振兴"。因此，立足于非物质文化遗产的保护，确立和展示中医非物质文化遗产博大精深的内容，使之得到更好的保护、传承和利用，对中医古籍进行整理出版是十分必要的。

而且，中医要发展创新，增强其生命力，提高临床疗效是关键。而提高临床疗效的捷径，就是继承前人宝贵的医学理论和丰富的临床经验。在中医学中，经典之所以不朽是因其经过了千百年临床实践的证明。经典所阐述的医学原理和诊疗原则，已成为后世医学的常规和典范，也是学习和研究医学的必由门径，通过熟读经典可以启迪和拓宽治疗疾病的思路，提高临床治疗的效果。纵观古今，大凡著名的临床家，无不是在熟读古籍，继承前人理论和经验的基础上成为一代宗师的。因此，"读经典做临床"具有重要的现实意义。

意识到此种危机与责任，我社于 2008 年始，组织全国中医权威专家与中医文献研究的权威机构推荐论证，按照"中医非物质文化遗产"分类原则组织整理了本套丛书。本套丛书包括《中医非物质文化遗产临床经典读本》（70 种）与《中医非物质文化遗产临床经典名著》（30 种）两个系列，共 100 个品种。其所选书目精当，涵盖了大量为历代医家推崇、尊为必读的经典著作，也包括近年来越来越受关注的，对临床具有很好指导价值的近代经典作品。

本次整理突出了以下特点：①力求准确：每种医籍均由专家遴选精善底本，加以严谨校勘，为读者提供准确的原文。②服务于临床：在书目选择上重点选取了历代对临床具有重要指导价值的作品。③紧密围绕中医非物质文化遗产这一主题，选取和挖掘了很多记载中医独特疗法的作品，尽量保持原文风貌，使读者能够读到原汁原味的中医经典医籍。

期望本套丛书的出版，能够真正起到构筑基础、指导临床的作用，并为中国乃至世界，留下广泛认同，可供交流，便于查阅利用的中医经典文化。

本套丛书在整理过程中，得到了作为本书学术顾问的各位专家学者的指导和帮助，在此表示衷心的感谢。本次整理历经数年，几经修改，然疏漏之处在所难免，敬请指正。

中国医药科技出版社

2010 年 12 月

校注说明

《严氏济生方》，为南宋·严用和著于宝祐二年（公元1253年）。原书分为十卷，论治八十，制方凡四百。是书理论上源于《内经》、《难经》、《伤寒论》、《金匮要略》、《诸病源候论》、《千金方》诸书，博取众家，于宋代大家庞安常、朱肱等颇为推崇。而《和剂局方》、《三因方》则视若精善，广为采用。15年后亦即咸淳三年（公元1267年），作者再著《严氏济生续方》，续前者未竟之言，为方九十，为评二十四。严氏二方书系南宋著名方书，历代史志书目均有收载与评述。

自元代之后，此书在国内逐渐失传。目前国内版本均为辑复本：一是清纪晓岚从《永乐大典》中辑出的八卷本《济生方》，有医论五十六篇，收方二百四十余首，内容或缺论，或缺方，或少药，或论不对题，残缺较甚，1956年由人民卫生出版社出版；一是根据《医方类聚》、《普济方》等多种医书，并参照日刊本《济生方》等重新整理，将《严氏济生方》与《严氏济生续方》合二为一的辑复本，有医论八十五篇，方五百二十首，内容较前一版本充实完整，较为接近原貌，1980年由人民卫生出版社出版，名《重订严氏济生方》。

《严氏济生方》亦漂洋过海，传诸日本。日本仍有宋椠留存，然卷帙一、六、八、十残缺，系抄本配补。另有享保年间（公元1716~1735年）及天明年间（公元1781~1788年）刻本存世，国内亦有流传。

一、校勘用书

底本：平安植村玉枝轩刻本，日本天明元年辛丑（公元1781年）河内屋八兵卫后印本（简称玉枝轩本）。此版初印于日本享保十九年甲寅（公元1734年），河内屋八兵卫本系同版后印，而其字迹清晰不减初印本。

校本：《重订严氏济生方》，1980年人民卫生出版社出版（简称《重订》）。

他校本：①《海外回归中医古籍善本集粹·严氏济生方》，中医古籍出版

1

社 2005 年影印本，此本系日本室町初（约为 14 世纪上半叶）写本残本（简称室町本），现存一至二卷，有作者自序、江万序；②《钦定四库全书·子部·医家类·济生方》影印本（简称四库本）。

二、体例

玉枝轩本有日人安部昭《济生方叙》及甲贺通元《新刊济生方序》，均不录，另从室町本补入严用和原序。

除文字竖排右起转为横排左起外，分段、换行体例严格依照玉枝轩本之旧。原书中有"○"之处亦加"○"。

三、对玉枝轩本讹、衍、倒、夺文字的处理

本次校勘以提供简体中文佳本为基本原则，遇玉枝轩本讹、衍、倒、夺，有碍文义之处，经对勘确凿无疑义者，均予以改、删、乙、补，并出校记。凡底本与校本文字虽有差异，但不影响文义者及两存疑义者，均不予改动，亦不出校记。

四、对书中俗体字、异体字、通假字及避讳字的处理

俗体字处理：凡玉枝轩本中有俗体字经确定与简化规范字能一一对应者，如"已"、"己"、"巳"不分，"沉"作"沈"，"冰"作"氷"者等，均据文义及校本予以径改，不出校记。

异体字、通假字处理：①凡玉枝轩本中有异体字经确定与简化规范字一一对应者，如"胸"作"臅"，予径改，不作说明；另如"甦"、"洩"、"瘆"，义界虽与"苏"、"泄"、"酸"不完全一致，然在此书内则义界单一，可视为一一对应，处理同前；②经确定的通假字，一律改为通行字。其中，中药名称凡与现代规范名音同、音近、形近的异名，亦按此原则处理，如"蝉退"、"蛇退"改为"蝉蜕"、"蛇蜕"；"黄檗"、"黄栢"，均统一改为"黄柏"。中药名称凡与现代规范名音远、形远的异名，则不改，如"腽肭脐"不改作"海狗肾"。中药规范名称以 2006 年上海科学技术出版社出版的《中药大辞典》为准；③底本与校本之间难于理解的通假字，如"郁乾经络"之"乾"字，别本作"结"字，则出校予以说明，不改原文；④原书"咳"、"欬"混用不别，今按以下原则分别使用：凡气从气道逆上者，均作"咳"，如"咳嗽"；凡气从食道逆上者，均作"欬"，如"欬逆"。

避讳字处理：凡"丸"字，严氏南宋时人，因避宋钦宗讳，全作"圆"字，本次校注一仍其旧而不改。原书"芜荑散"、"猬皮圆"下药味"雷丸"却直书"丸"字未易，当非宋版之旧，校注因并改为"圆"以作统一。

校注者
2011 年 6 月

序

古之人不在朝廷之上，必居医卜之中。虽然，医之为艺诚难矣，亦贵乎精者也。所谓精者，当先造于四者之妙而已，古人云"脉、病、证、治"是也。夫微妙在脉，不可不察。察之有理，乃知受病之因。得病之因，乃识其证。既识其证，则可详其所治。四者不失，临病之际，可以判生死、决安危矣。若当下反汗，当汗反下，疗热以温，疗寒以冷，有余者与之，不足者取之，是谓实实虚虚，损不足而益有余。苟不明此，鲜有不致毙者，良可叹哉！用和幼自八岁喜读医书，年十二，受学于复真刘先生之门。先生名开，立之其字也。独荷予进，面命心传，既十七，四方士夫曾不以少年浅学，而邀问者踵至，至今留心三十余载矣！偶因暇间，慨念世变有古今之殊，风土有燥湿之异，故人禀亦有厚薄之不齐，概执古方以疗今之病，往往枘凿之不相入者。辄因臆见，乃度时宜，采古人可用之方，衰所学已试之效，疏其论治，犁为条类，名曰"济生方"。集既成，不敢私秘，竟锓诸木，用广其传，不惟可以备卫生家缓急之需，抑以示平日师传济生之实意云。

时宝祐癸丑上巳　庐山严用和序

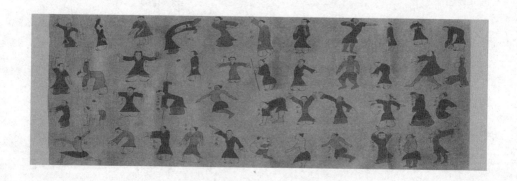

恣静処将息若一月後覚未差復初先上再灸
図形状于後

自太梅穡端当脚跟向後
至曲骨大横紋名秦中先一

自鼻端量向上循頭縫
至脳後名瘂門禁九

1

翻繩頭向頭後以一繩兩頭夾項雙乘
循脊骨向下至兩繩頭盡處以墨点記

以繩子令入令口橫量齊兩吻裁斷

用量口吻繩子於脊骨墨点上橫量兩
頭以日圈記白圈記是灸穴墨点不是
灸穴

以第二次量口吻繩子於第二次雙繩
頭盡處墨点上直上下密量繩盡頭用
白圈記

以上是第二次點二穴

循脊骨引繩頭向下至繩
盡處當脊骨以墨點之

將量口吻繩子展直於前來脊骨上墨
点處橫量兩頭以白圈記白圈是灸穴
墨点處不是灸穴

以上第一次點二穴

合口以繩子按於口上釣起繩子
中心至鼻柱下便齊兩吻截断

取一繩繞項前雙折與鳩尾齊

凡骨蒸之後所起辨驗有二十二種並依上項灸之

一胞蒸小便赤黃

二玉房蒸男遺尿失精女月漏不調

三腦蒸頭肢熱悶

四髓蒸覺髓沸熱

五骨蒸齒黑

六筋蒸甲焦

七血蒸髮焦

八脈蒸急緩不調

目录

---

❶ 灸法：原无。据正文加。

目
录

3

---

❶　虫痛附：原无。据正文加。

❶ 圆：本作"汤"，查正文作"圆"，是丸剂。室町本亦作"圆"。

---

❶ 羊胫炭圆：原缺。据室町本补。

❷ 生料五积散：正文无"生料"二字。

---

❶ 汤：原作"散"，据正文及室町本改。

❶ 兑：原作"导"，据正文及室町本改。

目
录

---

❶ 鸣聋散：原缺。据正文加。

---

❶ 麦门冬饮：正文未见，据《重订》补入。室町本目录无。

❶ 治：原缺，据正文加。

目
录

19

---

❶ 丹：原作"散"。据正文及室町本改。

---

❶ 小续命汤：原在"大岩蜜汤"后。据正文移此。

❷ 证：原作"论"，正文作"证"。考正文无论，作"证"乃合，乃据正文改。

卷之一

中风论治

论曰：医经云：夫风者，百病之长也。由是观之，中风在伤寒之上，为病急卒。岐伯所谓大法有四：一曰偏枯，二曰风痱，三曰风懿，四曰风痹，言其最重者也。外有五脏诸风，皆载之于《千金》矣，兹不复叙。大抵人之有生，以元气为根，营卫为本，根气强壮，营卫和平，腠理致密，外邪客气焉能为害？或因喜怒，或因忧思，或因惊恐，或饮食不节，或劳役过伤，遂致真气先虚，荣卫失度，腠理空疏，邪气乘虚而入。及其感也，为半身不遂，肌肉疼痛，为痰涎壅塞，口眼㖞斜，偏废不仁，神智昏乱；为舌强不语，顽痹不知，精神恍惚，惊惕恐怖，或自汗恶风，筋脉挛急，变证多端。治疗之法，当推其所自，若内因七情而得之者，法当调气，不当治风，外因六淫而得之者，亦先当调气，然后依所感六气，随证治之，此良法也。但发直吐沫，摇头上撺，面赤如妆，或头面青黑，汗缀如珠，眼闭口开，声如鼾睡，遗尿不知人者，皆不可治。

八味顺气散

白术　白茯苓去皮　青皮去白　香白芷　陈皮去白　天台乌药
人参各一两　甘草炙，半两

上为细末，每服三钱，水一大盏煎至七分温服，不拘时候。仍以酒化苏合香圆间服。有风之人，先宜服此，次进治风药。

小续命汤

治卒中风欲卧，身体缓急，口目不正，舌强不语，奄奄忽忽，神情闷乱，诸风服之皆验，不令人虚。

防己　麻黄去根、节，汤泡　人参　桂心不见火　黄芩　甘草炙　白芍药　杏仁汤浸，去皮、尖，炒　川芎各一两　附子炮，去皮、脐，一枚　防风去芦，一两半

上㕮咀，每服四钱，水一盏半、生姜七片、枣二枚煎至七分，去滓，温服，不拘时候。恍惚者，加茯神、远志；骨烦疼，本有热者，去附子，加秦艽一两。

排风汤

治风湿虚冷，邪气入脏，狂言妄语，精神错乱。肝风发则面青，心闷，吐逆呕沫，胁痛头眩，不闻人声，偏枯筋急，曲蜷而卧；心风发则面赤，翕然而热，悲伤嗔怒，目张呼唤；脾风发则面黄，身体不仁，不能行步，饮食失味，梦寐颠倒，与亡人相随；肺风发则面白，欬逆，唾脓血，上气，奄然而极；肾风发则面黑，手足不遂，腰痛难以俯仰，冷痹骨疼。诸有此证，令人心惊，志意不定，恍惚多忘。服此汤安心志，聪耳明目，逐脏腑诸风疾，悉主之。

白术　白鲜皮　川芎　白芍药　当归去芦　桂心不见火　防风去芦　杏仁去皮、尖　甘草炙，各一两　川独活去芦　麻黄去根、节茯苓去皮，各三两

上㕮咀，每服四钱，水一盏半、生姜七片、枣二枚煎七分，去滓，温服，不拘时候。服之微汗不妨，此药大理荣血，摧抑肝邪。肝实有风，脉来浮实有力，目赤胁疼，口苦心烦，错语多怒，宜加羚羊角。热盛者，加犀角。○肝虚有风，脉来浮虚无力，当去麻黄，加黄芪。不能言语者，加荆沥。

星附汤

治因虚中风，痰涎壅塞，不省人事，脉来沉伏，服凉药不得者。

附子去皮，生用　天南星生用。各一两　木香半两，不见火

上㕮咀，每服四钱，水二盏、生姜九片煎至七分，去滓，温服，不拘时候。兼寒者，当用熟星、附；沉困甚，手足厥冷者，加川乌，名曰三星饮；不效者，加天雄，名曰三建汤；痰涎壅塞，声如牵锯，服药不下，宜于关元、丹田二穴多灸之良。

虎胫骨酒

治中风偏枯半死，行劳得风，若鬼所击，四肢不遂，不能行步，但是一切诸风挛急之证，悉皆治疗。

石斛去根　石楠叶　防风去芦　虎胫骨酥炙　当归去芦　茵芋叶　杜仲剉，炒　川牛膝去芦　川芎　金毛狗脊燎去毛　川续断　川巴戟去心。各一两

上件，剉如豆大，以绢囊盛药，以酒一斗渍之十日。每服一盏，烫热服，不拘时候。

寿星圆

治因病惊忧，涎留心胞，精神不守，谵言妄语，不得安卧。

天南星一斤，生用　琥珀一两，别研　朱砂水飞，二两

上为细末，和匀，用生姜自然汁打面糊为圆如绿豆大。每服四十圆，不拘时候，用人参、石菖蒲煎汤送下，淡姜汤亦得。若心气狂甚，入铁艳粉一两。

蠲痛圆

治诸风历节，令人骨节疼痛肿满。古今以来，无问贵贱，往往若❶之，此是风之毒害者也。

川乌一枚，生用　黑豆七七粒，生，去皮　全蝎二七个，去毒

---

❶ 若：《重订》、室町本皆作"苦"。

地龙去土，半两　麝香半钱，别研

上为细末，用溃清酒糊为圆如绿豆大。每服十五圆，加至二十圆，临卧膈空，用冷酒吞下，微汗不妨。

青龙妙应圆

治诸风挛急，遍体疼痛，游走无定，百药之所不效者。

穿山甲十五片，石灰炒　全蝎去毒，三七个　地龙去土，一两　蜈蚣七条，生用　麝香一字，别研　草乌生，去皮，一两　没药三钱，别研　乳香三钱，别研　松香半两　斑蝥七个，糯米炒，去头、足　白僵蚕姜汁炒，半两　五灵脂三钱，去砂石

上为细末，酒糊为圆如绿豆大，以青黛为衣。每服二十圆，不拘时候，温酒送下。忌食热物。

加减地仙丹

治风冷邪湿留滞下焦，足膝拘挛，肿满疼痛，不能步履。

地龙炒，去土　五灵脂去石　乌药　白胶香别研　椒红炒去汗　威灵仙　木瓜去瓤　赤小豆炒　黑豆炒，去皮　天仙藤　川乌炮，去皮　五加皮　苍术泔水浸，去黑皮，炒　木鳖子去壳、油

上等份，为细末，酒糊为圆如梧桐子大。每服七十圆，空心，用温酒、盐汤任下。

二香三建汤

治男子、妇人中风虚极，六腑俱微，舌强不语，痰涎并多，精神如痴，手足偏废，不能举运。此等证候，不可攻风，止可扶虚。

天雄生，去皮用　附子生，去皮用　川乌生，去皮用。各一两　木香不见火，半两　沉香旋磨水入

上㕮咀，每服四钱，水二盏、生姜十片煎至七分，去滓，温服，空心、食前。

豨莶圆

治中风口眼㖞斜，四肢顽痹。

豨莶草_{不拘多少}

上五月五日、六月六日采叶，九蒸九曝。凡蒸，用酒、蜜酒，晒干，为末，蜜圆如梧桐子大。每服百圆，空心，温酒送下。

中寒论治

论曰：《素问》云："冬三月，是谓闭藏。水冰地坼，无扰乎阳。早卧晚起，必待日光。"此去寒就温之意也。不善调摄，触冒之者，卒然眩晕，口噤失音，四肢强直，或洒洒恶寒，或翕翕发热，面赤多汗。大抵中寒脉必迟紧；夹风则脉浮，眩晕不仁；兼湿则脉濡，肿满疼痛。治之之法，切不可妄下、妄吐，惟当温散之。

姜附汤

治五脏中寒，口噤，四肢强直，失音不语，或卒然晕闷，手足厥冷。

干姜_炮　附子_{炮，去皮、脐}　甘草_{炙。各等份}

上咬咀，每服四钱，水一盏半、生姜五片煎至七分，去滓，温服，食前。夹风不仁，加防风半两；兼湿肿满，加白术半两；筋脉挛急，加木瓜半两；肢节疼痛，加桂心半两。

中暑论治

论曰：夫中暑所以脉虚者，盖热伤气而不伤形也。且暑者，在天为热，在地为火，在人脏为心。是以暑喜❶伤心，令人身热

---

❶ 喜：《重订》作"气"。室町本亦作"喜"。

头痛，状类伤寒，但背寒面垢，此为异耳。甚则昏倒不知人，手足微冷，烦渴口燥，或吐或泻，或喘或满，此皆暑气之所为也。大抵中暑闷乱，切不可便与冷水及卧冷湿地，得冷则死。惟当温养，用布衣蘸热汤熨脐中及气海，或掬热土圈脐心，乃更溺之，候渐苏醒，以米汤徐徐灌之，然后随证调治。近来江浙之间中暑，多有搐搦不省人事者屡见之矣，医经之所不载。诊其脉浮而虚，盖浮则为风，虚则为暑，此中暑而又伤风，故有是证，俗命名谓之暑风。若作惊痫治之，多致不救。仓卒之际，宜以温熟水化苏合香圆灌之，俟其稍苏，却以黄连香薷散加羌活煎服，作效者多矣。

二气丹

治伏暑伤冷，二气交错，中脘痞闷，或头痛恶心，并皆治之。

硝石　硫黄等份

上为末，于银石器内，文武火上炒令鹅黄色，再研细，用糯米糊为圆如梧桐子大。每服四十圆，新汲水送下，不拘时候。

水浸丹

治伏暑伤冷，冷热不调，口干烦渴。

黄丹一两一分，炒　巴豆二十五枚，去皮、心

上同研匀，用黄蜡泮作汁，圆如梧桐子大。每服五圆，以冷水浸少顷，别以新汲水吞下。

冷香饮子

治老人、虚人伏暑烦躁，引饮无度，恶心疲倦，服凉药不得者。

草果仁三两　附子炮，去皮、脐　橘红各一两　甘草炙，半两

上㕮咀，每服一两，水二碗、生姜十片煎至半碗，去滓，沉冷旋服，不拘时候。

加味香薷饮

治伏暑伤冷，霍乱转筋，烦渴，心腹撮痛，吐痢交作，四肢厥冷。

香薷半斤　扁豆四两　厚朴姜制，炒，六两　槟榔二两　黄连去须，三两

上咬咀，每服四钱，水一盏，用酒半盏，煎至八分，去滓，沉冷服，不拘时候。

中湿论治

论曰：《活人书》云：风雨袭虚，山泽蒸气，令人中湿，湿流关节，身体烦痛。其脉沉缓为中湿。大抵中湿变证万端：夹风者，为烦热，为流走，为拘急；兼寒者，为痛，为浮肿；与风寒二气合则为痹，皆由中湿而后夹以异气而然也。治湿之法，不可大发汗，慎不可以火攻之，惟当利其小便。医经所谓：治湿不利小便，非其治也。

抚芎汤

治湿流关节，臂疼手重，不可俯仰，或自汗，头眩，痰逆恶心。

抚芎　白术　橘红各一两　甘草炙，半两

上咬咀，每服四钱，水一盏半、姜七片煎至八分，去滓，温服，不拘时候。

渗湿汤

治坐卧湿地，或为雨露所袭，身重脚弱，关节重疼，发热恶寒，或多汗恶风，或腿膝浮肿，或小便不利，大腑溏泄。

白术二两　人参半两　干姜炮　白芍药　附子炮，去皮、脐白茯苓去皮　桂枝不见火　甘草炙。各半两

上咬咀，每服四钱，水一盏半、生姜五片、大枣一枚煎至八分，去滓，温服，不拘时候。

羌附汤

治风湿相抟，身体疼烦，掣痛不可屈伸，或身微肿不仁。

羌活去芦　附子炮，去皮、脐　白术　甘草炙

上等份，咬咀，每服四钱，水一盏半、生姜五片煎至七分，去滓，温服，不拘时候。

伤寒论治大要

论曰：夫人生天地之间，以气血籍其真。是故天无一岁不寒暑，人无一日不忧苦，故有伤寒、天行瘟疫之病焉。盖冬令为杀厉之气，君子善摄生者，当严寒之时，行住坐卧护身周密，故不犯寒毒。彼奔驰荷重、劳房之人，皆辛苦之徒耳。当阳闭藏而反扰动之，则郁发腠理，津液强渍，为寒所薄，肤腠致密，寒毒与荣卫相浑。当是之时，壮者气行则已，怯者则著而成病矣。不即病者，寒气藏于肌骨之间，春则病温，夏则病热，此皆一气使然也。古之治法：一日在皮，当摩膏而火灸之；二日在肤，依法针解肌发散之，汗出则愈；三日在肌，再亦发汗愈；四日在胸，宜吐之；五日在腹，六日在胃，宜下之，此华佗之治法也。若按三阴三阳之法传变，无出仲景之书。盖治伤寒有法，治杂病有方。杂病之方可以异其传，调理伤寒当按定法也，兹不复叙。今具四时大略用药于后：

——春病风寒，头痛发热，身体强痛，宜进香苏散或十神汤。或欲发汗，加葱白、姜、豉煎。

——夏感风暑，头痛发热，身疼烦渴，宜用五苓散，或煎葱白汤调服。

——秋感风冷，身热头痛，鼻塞咳嗽，宜进金沸草散。

——冬冒风寒，身热头痛，无汗恶寒，宜进五积散。

以上方载《和剂局方》中。

诸疟论治

论曰：《素问》云：夫疟疾皆生于风。又云：夏伤于暑，秋必病疟。此四时之气使然也。或乘凉过度，露卧湿处，饮冷当风，饥饱失时，致令脾胃不和，痰积中脘，遂成此疾，所谓无痰不成疟。夫病之始发也，必先起于毫毛，伸欠，乃作寒栗，鼓颔，头痛如破，渴欲饮冷，或先寒后热，或先热后寒，或热多寒少，或寒多热少，或但热不寒，或但寒不热，或一日一发，或间日一发，或三日一发。一日一发者易治，间日一发者难愈，三日一发者尤其难愈。疟之名状不一，有所谓瘅疟、寒疟、温疟、食疟、牝疟、牡疟之类，皆寒热二气之所变化也。大抵疟脉自弦，弦数者多热，弦迟者多寒，弦小紧者可下之，弦迟者可温之，脉紧数者发汗、针灸之，脉浮大者宜吐之。久而不愈，胁下痞满，结为癥瘕，名曰疟母。各分受病之由，以意消息，施以治法。

养胃汤

治寒多热少，或但寒不热，头痛恶心，胸满哕呕，身体疼痛，栗栗振寒，面色青白，不进饮食，脉来弦迟。

厚朴姜制、炒　藿香叶　半夏汤泡七次　白茯苓去皮。各一两
人参　甘草炙　橘红各三分　草果仁　苍术米泔水浸一宿，削去皮，剉、炒。各半两

上㕮咀，每服四钱，水一盏半、生姜七片、枣子一枚煎至八分，去滓，温服，不拘时候。多寒者，内加附子煎。

清脾汤

治瘅疟，脉来弦数，但热不寒，或热多寒少，膈满能食，口

苦舌干，心烦渴水，小便黄赤，大腑不利。

青皮去白　厚朴姜制，炒　白术　草果仁　柴胡去芦　茯苓去皮　半夏汤泡七次　黄芩　甘草炙。各等份

上㕮咀，每服四钱，水一盏半、姜五片煎至七分，去滓，温服，不拘时候。

万安散

治一切疟疾，得病之初，以其气壮，进此药以取效。气虚胃弱及妊妇不宜服之。

苍术泔水浸，去黑皮，到，炒　厚朴姜制，炒　甘草炙　槟榔　常山酒浸一宿　陈皮去白

上六味，各一钱半重，和匀，用水二盏、酒一盏煎至一盏半，去滓，夜露一宿，当发日，分作两服，烫温，早晨进一服，俟其发时再进一服。忌食热物片时。

红圆子

专治食疟。

莪术　京三棱醋煮。各二两　胡椒一两　青皮炒香，三两　阿魏一钱，醋化

上为末，别用陈仓米末同阿魏，醋煮糊为圆如梧桐子大。每服五十圆，加至百圆，用姜汤吞下。或因食生果成疟，用麝香汤吞下。

加味香薷饮

治伏暑成疟，烦闷多渴，微微振寒，寒罢大热，小便黄赤，或背寒面垢。

香薷半斤　扁豆四两　厚朴姜制，炒，六两　槟榔二两　黄连去须，三两

上㕮咀，每服四钱，水一盏，用酒半盏，煎至八分，去滓，沉冷服，不拘时候。

鳖甲饮子

治疟疾久不愈，胁下痞满，病人形瘦，腹中结块，时发寒热，名曰疟母。

鳖甲醋炙　白术　黄芪去芦　草果仁　槟榔　川芎　橘红
白芍药　甘草炙　厚朴姜制，炒

上等份，哎咀，每服四钱，水一盏半、生姜七片、枣子一枚、乌梅少许煎至七分，去滓，温服，不拘时候。

七枣汤

治五脏气虚，阴阳相胜，作为痎疟，不问寒热先后与夫独作、叠作、间日，悉主之。

附子一枚，炮裂，以盐水浸再炮，如此七次，不浸❶，去皮、脐

上哎咀，水半碗、生姜七片、枣七枚煎至八分盏，当发日，去滓，空心、温服，川乌亦可用。

果附汤

治脾寒疟疾不愈，振寒少热，面青不食，或大便溏泄，小便反多。

草果仁　附子炮，去皮、脐

上等份，哎咀，每服半两，水二盏、生姜七片、枣一枚煎至七分，去滓，温服，不拘时候。

灸法

治疟疾久不愈，不问男女，于大椎中第一骨节尽处灸三七壮，立效。或灸第三骨节亦可。

---

❶　浸：原作"侵"。据室町本改。

11

五痹论治

论曰：风寒湿三气杂至，合而为痹。皆因体虚，腠理空疏，受风寒湿气而成痹也。痹之为病，寒多则痛，风多则行，湿多则著，在骨则重而不举，在脉则血凝而不流，在筋则屈而不伸，在肉则不仁，在皮则寒，逢寒则急，逢热则纵，此皆随所受邪气而生证也。大率痹病，总而言之，凡有五种：筋痹、脉痹、皮痹、骨痹、肌痹是也。筋痹之为病，应于肝，其状夜卧则惊，饮食多，小便数；脉痹之为病，应于心，其状血脉不流，令人痿黄，心下鼓气，卒然逆喘不通，嗌干善噫；肌痹之为病，应于脾，其状四肢懈怠，发欬呕吐；皮痹之为病，应于肺，其状皮肤无所知觉，气奔喘满；骨痹之为病，应于肾，其状骨重不可举，不遂而痛且胀。诊其脉，大而涩为痹，脉来急者亦为痹，脉涩而紧者亦为痹。又有风血痹，阴邪入于血经故也。外有支饮亦令人痹，当随证施治。

蠲痹汤

治身体烦疼，项背拘急，或痛或重，举动艰难，及手足冷痹，腰腿沉重，筋脉无力。

当归去芦, 酒浸　赤芍药　黄芪去芦　片子姜黄　羌活各一两半　甘草炙, 半两

上㕮咀，每服四钱，水一盏半、生姜五片、枣子一枚煎至八分，去滓，温服，不拘时候。

黄芪酒

治风湿痹，身体顽麻，皮肤瘙痒，筋脉挛急，言语謇涩，手足不遂，时觉不仁。

黄芪去芦　防风去芦　官桂不见火　天麻　萆薢　石斛去根

虎骨酥炙　白芍药　当归去芦　云母粉　白术　茵芋叶　木香不见火
仙灵脾　甘草炙　川续断各一两

上剉如麻豆大，以生绢袋盛，以好酒一斗浸之，春五日，夏三日，秋七日，冬十日。每服一盏，温暖服之，不拘时候，常令酒气相续为佳。

防风汤

治血痹，皮肤不仁。

防风去芦，二两　川独活去芦，洗　川当归去芦，洗　赤茯苓去皮
秦艽去芦，洗　赤芍药　黄芩各一两　桂心不见火　杏仁去皮、尖　甘草炙。各半两

上㕮咀，每服四钱，水一盏半、姜五片煎至七分，去滓，温服，不拘时候。

茯苓汤

治支饮，手足麻痹，多唾，眩冒。

半夏汤泡七次　赤茯苓去皮　橘红各一两　枳实去瓤，麸炒　桔梗去芦　甘草炙。各半两

上㕮咀，每服四钱，水一盏半、姜七片煎至七分，去滓，温服，不拘时候。

脚气论治

论曰：《千金》言脚气皆由感风毒所致。又经云地之寒暑风湿皆作蒸气，足常履之，遂成脚气。然古来无脚气之说，黄帝时名为厥，两汉之间名曰缓风，宋齐之后谓之脚气。其名虽不同，其实一也。以此观之，寒暑风湿皆能致此，非特风毒而已矣。脚气之病，初得不觉，因他病乃始发动，或奄然大闷，经三两日方乃觉之，先从脚起，或缓弱疼痹，或行起忽倒，或两胫肿满，或足膝枯细，或

心中忪悸，或小腹不仁，或举体转筋，或见食吐逆，恶闻食气，或胸满气急，或遍体酸痛，此其候之不同也。大抵寒中三阳，所患必冷；暑中三阴，所患必热。诚哉斯言！若论其脉浮而弦者，起于风；濡而弱者，起于湿；洪而数者，起于热；迟而涩者，起于寒。风者汗而愈，湿者温而愈，热者下而愈，寒者熨而愈。凡得脚气，速宜针灸之，惟用汤淋洗者，医之大禁也。观夫脚气，皆由肾虚而生，然妇人亦有病脚气者，必因血海既虚，宿块嗔恚，复感悲伤，遂成斯疾。兼今妇人病此者众，则知妇人以血海虚而得之，与男子肾虚类矣。治妇人之法与男子用药固无异，但兼以治忧恚药，无不效也。且补泻之法当顺四时，春秋二时宜急补泻，夏月疾盛专须汗利，入冬以后，须量人之盛衰，微加滋补，不然则气血日衰，必使年年遇蒸热而作，理之必然也。治法大概无越于斯。又当于四时中，谨加调摄。不得久坐久立冷湿之地，暑月亦不当露坐湿处，能慎于此，依法随证治之，无不瘥矣。

独活寄生汤

治肝肾虚弱，或久履湿冷之地，或足汗脱履，或洗足当风，为湿毒内攻，两胫缓纵，挛痛痹弱，或皮肉紫破有疮，足膝挛重。

川独活三两　桑寄生如无，以续断代　杜仲炒去丝　川牛膝去芦，酒浸　细辛洗，去叶、土　官桂不见火　白茯苓去皮　防风去芦　川芎　川当归去芦　人参　熟地黄　芍药　秦艽去土。以上各二两　甘草炙，半两

上咬咀，每服四钱，水一盏半、姜五片煎七分，去滓，温服，不拘时候。气虚下痢或中脘不快者，除地黄，倍加生姜。○妇人新产，患腹痛不可转动，及腰脚痛挛痹弱，不可屈伸者，亦宜服之，大能除风消血。

槟榔汤

治一切脚痛，顺气防壅。

槟榔　香附子去毛　陈皮去白　紫苏叶　木瓜去瓤　五加皮
甘草炙。各一两

上咬咀，每服四钱，水一盏半、生姜五片煎至八分，去滓，
温服。妇人脚气多由血虚，加当归半两。○室女脚痛多由血实，
加赤芍药一两半。○如大便秘结，虚弱者加枳实，壮盛者加大
黄，并不拘时候。

大腹皮散

治诸证脚气肿满，小便不利。

大腹皮三两　干宣木瓜去瓤，二两半　紫苏子微炒　槟榔　荆
芥穗　乌药　橘红　紫苏叶各一两　萝卜子炒，半两　沉香不见火
桑白皮炙　枳壳去瓤，麸炒。各一两半

上咬咀，每服四钱，水一盏半、姜五片煎至八分，去滓，温
服，不拘时候。

神乌圆

治远年近日干湿脚气。

川乌炮，去皮、脐，切片，炒令变色　虎胫骨酥炙　海桐皮　川
萆薢各一两　川牛膝去芦，酒浸　肉苁蓉酒浸。各一两半　金毛狗脊
燎去毛，半两

上为细末，用木瓜膏子为圆如梧桐子大，每服七十圆，空
心、食前，用温酒送下。

造木瓜膏法

先用好艾叶以盐水洒湿，蒸炊久，再洒再蒸，凡三次，用宣
瓜一个，去皮、瓤，切下盖，作瓮子，填艾叶在内，却用盖子合
定，再蒸极软，取去艾叶不用，只将木瓜细研为膏。

白虎历节论治

论曰：夫白虎历节病者，世有体虚之人，将理失宜，受风寒湿毒之气，使筋脉凝滞，血气不流，蕴于骨节之间，或在四肢，肉色不变。其病昼静夜剧，其痛彻骨如虎之啮，名曰白虎之病也。痛如掣者，为寒多；肿满如脱者，为湿多；汗出者，为风多。巢氏云"饮酒当风，汗出入水，遂成斯疾，久而不愈，令人骨节蹉跌为癫病"者，诚有此理也。

羌活汤

治白虎历节，风毒攻注，骨髓疼痛，发作不定。

羌活去芦，二两　附子炮，去皮、脐　秦艽去芦　桂心不见火　木香不见火　川芎　当归去芦　川牛膝去芦，酒浸　桃仁去皮、尖，麸炒　骨碎补　防风去芦。各一两　甘草炙，半两

上咬咀，每服四钱，水一盏半、姜五片煎至七分，去滓，温服，不拘时候。

虎骨散

治白虎风，肢节疼痛，发则不可忍。

虎骨酥炙，二两　花蛇酒浸，取肉　天麻　防风去芦　川牛膝去芦，酒浸　白僵蚕炒，去丝、嘴　川当归去芦，酒浸　乳香别研　桂心不见火。各一两　甘草炙　全蝎去毒。各半两　麝香一钱，别研

上为细末，每服二钱，温酒调服，或用豆淋酒调服亦可，不拘时候。

蠲痛圆

治诸风历节疼痛及手不测疼痛方见前中风门。

卷之二

诸疝论治

论曰：巢氏云：疝者，痛也，皆由荣卫虚弱，饮食寒温不调，致风冷邪气乘虚入于腹中，遂成诸疝。发则小腹疼痛，痛或绕脐，或逆上抢心，引心皆痛。甚则手足厥冷，自汗呕逆，或大小便秘难。大抵诸疝之脉，脉当弦紧，盖弦者寒也，紧者痛也。疝有七证，厥疝、癥疝、寒疝、气疝、盘疝、附疝、狼疝是也。何以言之？厥疝则心痛足冷，食已则吐；癥疝腹中气乍满，气积如臂；寒疝因寒饮食，卒然胁下腹中痛；气疝腹中乍满乍减而痛；盘疝腹中痛引脐旁；附疝腹痛连脐，下有积聚；狼疝小腹与阴相引而痛。诸疝不愈，邪气留滞，乃成积聚。其为病也，或左或右，胁下有如覆杯，或脐上下如臂，或腹大如盘，令人羸瘦少气，洒淅寒热，嗜卧，饮食不为肌肤，或腹满呕泄，或遇寒则痛。其脉厥而紧，浮而牢，皆积聚之脉也。但牢强急者生，虚弱急者不可治。

聚香饮子

治七情所伤，遂成七疝，心腹胀痛，痛引腰胁连背，不可俯仰。

檀香　木香　乳香　沉香　丁香并不见火　藿香叶各一两　玄胡索炒，去皮　片子姜黄炒　川乌炮，去皮、尖　桔梗去芦，剉，炒桂心不见火　甘草炙。各半两

上吹咀，每服四钱，水一盏半、生姜七片、枣一枚煎至七

17

分，去滓，温服，不拘时候。

桂枝乌头汤

治风寒疝，腹中痛，逆冷，手足不仁，身体疼痛，灸刺不能疗，及贼风入腹，五脏拘急，不得转侧，发作叫呼，阴缩。

大乌头二两半，去皮、尖　桂心不见火　白芍药各三两　甘草炙，二两

上㕮咀，每服四大钱，水二盏、生姜七片、枣一枚，入蜜半匙，煎至七分，去滓，食前温服。

益智仁汤

治疝痛连小腹挛搐，叫呼不已，诊其脉沉紧，是肾经有积冷所致。

益智仁　干姜炮　甘草炙　茴香炒。各三钱　乌头炮，去皮生姜各半两　青皮去白，二钱

上㕮咀，每服四钱，水二盏，入盐少许，煎至七分，去滓，空心、食前温服。

玄附汤

治七疝，心腹冷痛，肠鸣气走，身寒自汗，大腑滑泄。

玄胡索炒，去皮　附子炮，去皮、脐。各一两　木香不见火，半两

上㕮咀，每服四钱，水一盏半、生姜七片煎至七分，去滓，温服，不拘时候。

金铃子散

治七疝，寒注下焦，小腹引外肾疼痛，大便多闭。

川楝子去皮、核，取肉，一两，用巴豆七枚，去壳，同炒令黄色，去巴豆

上为细末，每服二钱，热盐酒调服，空心、食前。

狼毒圆

治七疝久而不愈，发作无时，脐腹坚硬疼痛。

狼毒剉，炒，一两　芫花醋炒　川乌炮，去皮、尖。各一两　椒
红炒　干姜炮　干漆炒烟尽　三棱　鳖甲醋煮　没药各半两　全蝎
去毒，九枚

上为细末，醋糊为圆如梧桐子大，每服四十圆，空心，姜
汤、温酒任下。

熨法

盐半斤，炒极热，以故帛包，熨痛处。

眩晕论治

论曰：《素问》云"诸风掉眩，皆属于肝"，则知肝风上攻，
必致眩晕。所谓眩晕者，眼花屋转，起则眩倒是也。由此观之，六
淫外感，七情内伤，皆能所致。当以外证与脉别之。风则脉浮，有
汗，项强不仁；寒则脉紧，无汗，筋挛掣痛；暑则脉虚，烦闷；湿
则脉细，沉重，吐逆。及其七情所感，遂使脏气不平，郁而生涎，
结而为饮，随气上逆，令人眩晕，眉棱骨痛，眼不可开，寸脉多
沉，有此为异耳。与夫疲劳过度，下虚上实，金疮，吐衄，便痢，
及妇人崩中去血，皆令人眩晕，随其所因治之，乃活法也。

羌附汤

治中风头眩，恶风自汗，或身体不仁方见中湿门中。

三五七散

治阳虚，风寒入脑，头痛目眩，运转如在舟车之上，耳内蝉
鸣，或如风雨之声，应风寒湿痹，脚气缓弱等疾，并皆治之。

天雄炮，去皮　细辛洗，去叶、土。各三两　干姜炮　山茱萸取
肉。各五两　防风去芦　山药剉，炒。各七两

上为细末，每服二钱，用温酒调服，食前。

香薷饮

治中暑眩晕，烦闷不苏方载诸疟门中❶。

芎术汤

治冒雨中湿，眩晕呕逆，头重不食。

川芎　半夏汤泡七次　白术各一两　甘草炙，半两

上㕮咀，每服四钱，水一盏半、姜五片煎至八分，去滓，温服，不拘时候。

玉液汤

治七情伤感，气郁生涎，随气上逆，头目眩晕，心嘈忪悸，眉棱骨痛。

大半夏洗净，汤泡七次，切作片子

上件，每服四钱，水二盏、生姜十片煎至七分，去滓，入沉香水一呷，温服，不拘时候。

川芎汤

治一切失血过多，眩晕不苏。

川芎　当归去芦，酒浸

上等份，㕮咀，每服三钱，水一盏半煎至七分，去滓，温服，不拘时候。

沉香磁石圆

治上盛下虚，头目眩晕，耳鸣耳聋。

沉香半两，别研　磁石火煅醋淬七次，细研，水飞　胡芦巴炒

川巴戟去心　阳起石火煅，研　附子炮，去皮、脐　椒红炒　山茱萸

取肉　山药炒。各一两　青盐别研　甘菊花去枝、萼　蔓荆子各半两

上为细末，酒煮米糊为圆如梧桐子大。每服七十圆，空心盐

---

❶ 诸疟门中：有"加味香薷饮"，无"香薷饮"。

汤送下。仓卒不能办此,沉香汤送下养正丹亦可。

霍乱论治

论曰:人生禀命,以五脏为主,应乎五行,本于五味。素问云:阴之所生,本在五味;阴之五官,伤在五味。以此观之,五味能养乎五脏,亦能伤乎五脏。五味过食尚乃有伤,何况饱食肫脍,复餐乳酪,海陆百品,无所不啖,眠卧冷席,多饮寒浆,胃中诸食结而不消,阴阳二气壅而反戾,挥霍之间,变成吐痢,此名霍乱。轻者脚多转筋,甚者遍体转筋,夏月伏暑,亦令人吐痢,伤寒亦令人吐痢。当察其由,施以治法。大抵霍乱,脉来浮洪者可治,脉来微而迟,气少不语者不可治,古今论定,更无疑矣。

理中汤

治过食生冷,或饮寒浆,遂成吐下,胀满,食不消,心腹痛。

人参　甘草炙　干姜炮　白术各等份

上为剉散,每服四钱,水一大盏煎至七分,去滓,温服,不拘时候。若脐上筑者,肾气动也,去术加桂一两;吐多者,去术加生姜、半夏各半两;利多者,复用术;○心悸者,加茯苓一两;○渴水者,倍术一两;○腹痛者,倍干姜一两;○腹满者,去术加附子、厚朴各半两;○病退而不食者,加白豆蔻、橘红、麦糵各半两。

姜附汤

治霍乱转筋,手足厥冷,多汗呕逆方载中寒门中。
上如法煎服。痢不止,加少肉豆蔻;○气乏,加人参。

21

通脉四逆汤

治霍乱多寒，肉冷脉绝。

吴茱萸炒，二两　附子炮，去皮、脐，一两　桂心去皮，不见火　通草　细辛洗，去叶、土　白芍药　甘草炙。以上各半两　当归去芦，三钱

上㕮咀，每服四钱，水一盏、酒半盏、生姜七片、枣一枚煎至七分，去滓，温服，不拘时候。

香薷饮

治夏月伏暑霍乱，吐痢不止，烦闷多渴方载诸疟门中❶。

麦门冬汤

治霍乱已愈，烦热不解，多渴，小便不痢。

麦门冬去心　橘皮去白　半夏汤泡七次　白茯苓去皮　白术各一两　人参　甘草炙。各半两　小麦半合

上㕮咀，每服四钱，水一盏半、生姜五片、乌梅少许煎至八分，去滓，温服，不拘时候。

洗法

治霍乱转筋。

蓼一把，去两头，水三升煮取二升，放温，重洗。

渍法

治霍乱转筋入腹。

盐多用，煎汤于槽中，暖渍之。

灸法

霍乱已死，腹中有暖气者。

盐内脐中，灸二七壮。

---

❶ 诸疟门中：有"加味香薷饮"，无"香薷饮"。

呕吐论治

论曰：夫人受天地之中以生，莫不以胃为主，盖胃受水谷，脾主运化，生血生气，以充四体者也。若脾胃无所伤，则无呕吐之患。其或饮食失节，温凉不调，或喜餐腥脍乳酪，或贪食生冷肥腻，露卧湿处，当风取凉，动扰于胃，胃既病矣，则脾气停滞，清浊不分，中焦为之痞塞，遂成呕吐之患焉。然此特论饮食过伤风凉冷湿之所由致者。又如忧思伤感，宿寒在胃，中脘伏痰，胃受邪热，瘀血停蓄，亦能令人呕吐。故诊其脉，代者霍乱，代而绝者亦霍乱也。霍乱脉大者可治，微细者不可治，脉迟、气息劣、不欲言者亦不可治。治疗之法详具于后，临病之际，更加审谛而用之，无不得其宜矣。

理中汤

方证治并见霍乱门中。

上如法煎服，吐甚者加半夏、生姜煎；○或饮食不节，过食生冷、肥腻、腥脍，吐逆不止，加青皮、陈皮煎理中汤；○夏月霍乱吐痢，宜进香薷饮，已载诸疟门中；○或因伤风、伤湿吐逆，皆宜用五苓散，多加生姜煎。或伤风加生姜、葱白煎最佳。

丁香半夏圆

治宿寒在胃，呕吐吞酸。

丁香不见火，一两　干姜炮　半夏汤泡七次　橘红各二两　白术一两半

上为细末，生姜自然汁打糊为圆如桐子大，每服五十圆，淡姜汤送下，食前。

大藿香散

治忧、愁、思、虑、悲、恐、惊七情伤感，气郁于中，变成

呕吐，或作寒热、眩晕、痞满，不进饮食。

藿香叶　半夏曲　白术　木香不见火。各一两　白茯苓去皮

桔梗去芦，剉，炒　人参　枇杷叶去毛　官桂不见火　甘草炙。各半两

上为细末，每服三钱，水一大盏、生姜五片、枣子一枚煎至七分，去滓，温服，不拘时候。

旋覆花汤

治中脘伏痰，吐逆眩晕。

旋覆花去梗　半夏汤泡七次　橘红　干姜炮。各一两　槟榔

人参　甘草炙　白术各半两

上㕮咀，每服四钱，水一盏半、生姜七片煎至七分，去滓，温服，不拘时候。

竹茹汤

治胃受邪热，心烦喜冷，呕吐不止。

葛根三两　半夏汤泡七次，二两　甘草炙，一两

上㕮咀，每服五钱，水二盏，入竹茹枣许大、姜五片，煎至七分，去滓，取清汁，微冷，细细服，不拘时候。

赤芍药汤

治瘀血蓄胃，心下满，食入即呕血，名曰血呕。

赤芍药二两　半夏汤泡七次，一两半　橘红一两

上㕮咀，每服四钱，水一盏半、姜七片煎至七分，去滓，温服，不拘时候。

玉浮圆

治男子、妇人脾胃虚弱，一切呕吐，及久新翻胃，不问得病之由，皆可服之，真良方也。

人参　白僵蚕炒去丝　白术　干姜炮　丁香　肉豆蔻面裹煨

橘红　白豆蔻仁　麦蘖炒　附子炮，去皮、脐　木香不见火　南星炮　槟榔　半夏汤泡七次　甘草炙

上等份，为细末，每服二钱，入生面一钱和匀，生姜自然汁搜和，圆如梧桐子大，入百沸汤煮令浮，亟和圆药用淡姜汤吞下，不拘时候。病甚者，不过三服。恶热药者，去附子；○大便秘者，去肉豆蔻。

胃丹

朱砂禀太阴之精，不经火煅，以丁、附等脾药，阴炼成丹，平补不僭。善治真阳衰虚，心火怯弱，不养脾土，冲和失布，中州虚寒，饮食不进，胸膈痞塞，或不食而胀满，或已食而不消，痰逆恶心，翻胃吐食，脏气虚寒，米谷不化，心腹绞痛，泄痢不止，应是一切脾胃诸疾，不问男子妇人，皆可服之。

朱砂大块不夹石者，五十两　新罗人参　缩砂仁　肉豆蔻面裹煨　荜澄茄　白豆蔻仁　红豆　高良姜剉，炒　附子炮，去皮、脐　白术　厚朴姜汁制，炒　丁香不见火　藿香叶　五味子　干姜炮，去土　胡椒　益智仁　麦门冬去心　草果仁　橘红以上各四两

上将人参等二十味，各如法修制，剉如豆大，以银锅一口，用白沙蜜五斤，将药一半同蜜拌匀，入银锅内，以夹生绢袋盛贮朱砂，悬胎入银锅内，以桑柴火重汤煮四日四夜，换蜜五斤入前药一半和匀，再煮三日三夜，取砂淘净，焙干，入乳钵，用玉锤研，直候十分细，米❶粽为圆如绿豆大，阴干。每服十粒，加至十五粒，空心、食前，用人参汤送下，枣汤亦得。如或呕吐，用淡姜汤送下。忌食猪羊血。

---

❶ 米：原作"末"。《重订》、室町本及四库本皆作"米"，据改。

欬逆论治

论曰：夫欬逆之病，考详诸书，无该载者。惟孙真人云：欬逆，遍寻方论，无此名称，但古人以欬逆为哕耳。多因吐痢之后，胃中虚寒，遂成此证。亦有胃虚膈上热，哕至八九声相连，收气不回者，却当仔细看脉与证，施以治法。大抵老人、虚人、久病人及妇人产后有此证者，皆是病深之候，非佳兆也。

羌活附子散

治吐痢后，胃寒欬逆。

羌活去芦　附子炮，去皮、脐　茴香炒，各半两　干姜炮，去土
丁香各一两

上为细末，每服二钱，水一盏，入盐少许，煎至七分，空心，热服。

橘皮汤

治吐痢后，胃中虚，膈上热，欬逆者。

橘皮去白，二两　人参　甘草炙。各半两

上剉散，每服四钱，水一盏半、竹茹一小块、生姜五片、枣二枚煎至七分，去滓，温服，不拘时候。

柿蒂汤

治胸满，欬逆不止。

柿蒂　丁香各一两

上咬咀，每服四钱，水一盏半、姜五片煎至七分，去滓，热服，不拘时候。

灸法

治欬逆。

其法：妇人屈乳头向下尽处骨间是穴，丈夫及乳小者以一指为率正，男左女右，与乳相直间陷中动脉处是穴，艾炷如小豆许，灸三壮。

喘论治

论曰：《素问》云：诸气者皆属于肺，诸喘者亦属于肺。是以人之一呼一吸谓之息，呼吸之间，脾受其气，通乎荣卫，合乎阴阳，周流一身，无过不及，然后权衡得其平矣。将理失宜，六淫所伤，七情所感，或因坠堕惊恐，渡水跌仆，饱食过伤，动作用力，遂使脏气不和，荣卫失其常度，不能随阴阳出入以成息，促迫于肺，不得宣通而为喘也。诊其脉滑、手足温者生，脉涩、四肢寒者死，数者亦死，谓其形损故也。更有产后喘急，为病尤亟，因产所下过多，荣血暴竭，卫气无所主，独聚于肺，故令喘急，谓之孤阳绝阴，为难治。医疗之法，当推其所感，详其虚实冷热而治之。如产后喘急，已载于产科十六论中矣，兹不再叙。亦有痰停胃脘，痰与气抟，肺道壅塞，亦令人上气，此又不可不知。

华盖散

治风寒冷湿之气伤于肺经，上气喘促不得睡卧，或声音不出者。

杏仁去皮、尖，炒　紫苏子微炒　麻黄去根、节　赤茯苓去皮　橘红　桑白皮炙。各一两　甘草炙，半两

上为细末，每服二钱，水一盏煎至七分，食后温服。

葶苈散

治过食煎煿，或饮酒过渡，致肺壅喘不得卧，及肺痈咽燥不渴，浊唾腥臭。

甜葶苈炒　桔梗去芦　瓜蒌子　川升麻　薏苡仁　桑白皮炙

葛根各一两　甘草炙,半两

上㕮咀,每服四钱,水一盏半、生姜五片煎至八分,去滓,食后温服。

二黄圆

治停痰在胃,喘息不通,呼吸欲绝。

雌黄一钱　雄黄一两

上二味,研罗极细,镕黄蜡为圆如弹子大。每服一圆,于半夜时熟煮糯米粥,乘热以药投在粥内,搅转和粥吃。

杏参饮

治因坠堕惊恐,渡水跌仆,疲极筋力,喘急不安。

人参　桑白皮　橘红　大腹皮　槟榔　白术　诃子面裹煨,取肉　半夏汤泡七次　桂心不见火　杏仁去皮、尖,炒　紫菀洗　甘草炙

上等份,㕮咀,每服四钱,水一盏半、生姜五片,入紫苏叶煎至七分,去滓,温服,不拘时候。

四磨汤

治七情伤感,上气喘息,妨闷不食。

人参　槟榔　沉香　天台乌药

上四味,各浓磨水和,作七分盏,煎三五沸,放温服。或下养正丹尤佳。

咳嗽论治

夫咳嗽者,古人所谓欬❶嗽是也。盖皮毛者,肺之合也,皮

---

❶ 欬:原作"咳",据室町本改。《重订》此二句为"夫嗽者,古人所谓咳是也"。

毛先受邪气，邪气以从其合也。又经云：五脏六腑皆令人咳，非独肺也。由是观之，皮毛始受邪气，邪气先从其合，然后传为五脏六腑之咳。外则六淫所伤，内则七情所感，连滞岁月，致伤五脏，遂成劳咳者多矣。且伤于风者，憎寒身热，自汗恶风而咳；伤于寒者，憎寒身热，无汗恶寒而咳；伤于暑者，烦渴引饮而咳；伤于湿者，骨节烦疼，四肢重著而咳。喜伤心者，喉中介介如梗状，甚者咽肿喉痹，谓之心咳；怒伤于肝者，两胁下痛，甚则两胠下满，谓之肝咳；思伤脾者，右胁下痛，痛引肩背，甚则不可以动，动则咳剧，谓之脾咳；恐伤于肾者，腰背相引而痛，甚则咳涎，谓之肾咳；忧伤于肺者，喘息有音，甚则唾血，谓之肺咳。脏咳不已则腑受之。心咳不已，小肠受之，咳与气俱失；肝咳不已，胆受之，咳呕胆汁；脾咳不已，胃受之，咳而呕，呕甚则长虫出；肺咳不已，大肠受之，咳而遗矢；肾咳不已，膀胱受之，咳而遗溺；久咳不已，三焦受之，咳而腹满，不欲食。此皆"聚于胃，关于肺"，使人多涕唾而面浮肿气逆也。又况房劳过度，饥饱失宜，疲极叫呼，劳神伤心，皆令人咳。夫咳嗽之脉，浮大者生，沉小伏匿者死。治疗之法，当推其所自而调之，无不效者矣。今人治咳多喜用罂粟壳、乌梅之类，殊不知罂粟壳其性紧涩，乌梅味酸，乃伤脾之剂，脾胃壮实者服之犹可，脾胃稍弱者，未见其效，谷气先有所损矣。能慎此者，庶免后患也。

杏子汤

治一切咳嗽，不问外感风寒，内伤生冷，及痰饮停积，悉皆治疗。

人参　半夏汤泡七次　茯苓去皮　细辛洗　干姜炮　官桂不见火　杏仁去皮、尖，炒　白芍药　甘草炙　五味子各等份

上㕮咀，每服四钱，水一盏半、生姜五片煎至七分，去滓，温服，不拘时候。此药味多辛辣，其性稍热，若冷嗽则宜服之，

如热嗽岂宜服之？若的因感寒得之，宜加少麻黄去根节煎。何以知其感寒？脉息沉紧，身热无汗，恶寒而咳者是也。

橘苏散

治伤风咳嗽，身热有汗，恶风脉浮。病人夹热，服杏子汤不得者，此药稳当。

橘红　紫苏叶　杏仁去皮、尖　五味子　半夏汤泡七次　桑白皮炙　贝母去心　白术各一两　甘草炙，半两

上咬咀，每服四钱，水一盏半、生姜五片煎至八分，去滓，温服，不拘时候。

白术汤

治五脏受湿，咳嗽痰多，上气喘急，身体痛重，脉来濡细。

白术二两　五味子　半夏汤泡七次　白茯苓去皮　橘红各一两　甘草炙，半两

上咬咀，每服四钱，水一盏半、生姜五片煎至八分，去滓，温服，不拘时候。

团参饮子

治病因抑郁、忧思、喜怒、饥饱失宜，致脏气不平，咳嗽脓血，渐成肺痿；憎寒壮热，羸瘦困顿，将成劳瘵。

人参　紫菀茸洗　阿胶蛤粉炒　百合蒸　细辛洗，去叶、土　款冬花　杏仁去皮、尖，炒　天门冬汤浸，去心　半夏汤泡七次　经霜桑叶　五味子各一两　甘草炙，半两

上咬咀，每服四钱，水一盏半、生姜五大片，煎至七分，去滓，食后温服。因气而嗽者，宜加木香；○咳而唾血，有热者，加生地黄；○咳而唾血，有寒者，加钟乳粉；○因疲极而咳嗽者，加黄芪；○因损咳而唾血者，加没药、藕节；○咳而呕逆，腹满不食者，加白术，仍倍加生姜；○咳而小便多者，加益智仁；○咳而大便溏者，去杏仁，加钟乳粉；○咳而面浮气逆者，

加沉香、柑皮煎。

半夏圆❶

治肺脏蕴热痰嗽，胸膈塞满。

瓜蒌子_{去壳，别研}　半夏_{汤泡七次，焙，取末。各一两}

上末和匀，生姜自然汁打面糊为圆如桐子大。每服五十圆，食后用姜汤下。

痰饮论治

论曰：饮凡有六，即悬饮、溢饮、支饮、痰饮、留饮、伏饮，巢氏载之详矣。庞安常云：人身无倒上之痰，天下无逆流之水。诚哉斯言！以此思之，人之气道贵乎顺，顺则津液流通，决无痰饮之患。调摄失宜，气道闭塞，水饮停于胸府，结而成痰。其为病也，证状非一，为喘，为欬，为呕，为泄，为眩晕，心嘈怔忡，为损❷寒热疼痛，为肿满挛癖，为癃闭痞隔，未有不由痰饮之所致也。诊其脉偏弦为饮，浮而滑亦为饮也。观夫治饮之法，或下、或汗、或温、或痢，此固定法，愚者之见，温痢之差可以无害，汗下之错为病不浅矣。不若顺气为先，分导次之。气顺则精液流通，痰饮运下，自小便中出。有病喜吐痰唾，服八味圆而作效者，亦有意焉。王叔和云：肾寒多唾。盖肾为水之官，肾能摄水，肾气温和则水液运下，肾气虚寒则邪水溢上。其间用山茱萸、山药辈取其补，附子、肉桂取其温，茯苓、泽泻取其利，理亦当矣。临病之际，又加详审焉。

导痰汤

治一切痰厥，头目旋运，或痰饮留积不散，胸膈痞塞，胁肋

---

❶　半夏圆：全方原缺。室町本亦缺。然二本目录中皆有"半夏圆"。此据《重订》补入。

❷　损：四库本作"惧"。

胀满，头痛吐逆，喘急痰嗽，涕唾调黏，坐卧不安，饮食不可思。

半夏汤泡七次，四两　天南星炮，去皮　橘红　枳实去瓤，麸炒　赤茯苓去皮。各一两　甘草炙，半两

上咬咀，每服四钱，水二盏、生姜十片煎至八分，去滓，温服，食后。

槟榔散

治胸膈痰饮，腹中虚鸣，食不消化，或加呕逆，或臂痛项疼。

槟榔　半夏汤泡七次　杏仁去皮、尖，炒　桔梗去芦，剉，炒　橘红　旋覆花去枝、梗　干姜炮　白术各一两　人参　甘草炙。各半两

上咬咀，每服四钱，水一盏半、生姜五片煎至八分，去滓，温服，不拘时候。

枳术汤

治饮癖气分，心下坚硬如杯，水饮不下。

肉桂去皮，不见火，三两　附子炮，去皮、脐　细辛洗，去叶、土　白术各一两　桔梗去芦，剉，炒　槟榔　甘草炙。各三两　枳实麸炒，二两

上咬咀，每服四钱，水一盏半、生姜七片煎至七分，去滓，温服，不拘时候。

赤石脂散

治引饮过多，遂成痰饮，吐水无时，服诸痰药不效者。

赤石脂煅，二两

上为细末，每服二钱，用姜汤或酒调服，不拘时候。

五套圆

治胃气虚弱，三焦痞塞，不能宣行水谷，故为痰饮。结聚胸

臆之间，令人头目昏眩，胸膈胀满，咳嗽气急，呕逆腹痛。伏于中脘，亦令臂疼不举，腰腿沉重。久而不散，流入于脾，脾恶湿，得水则胀，胀则不能消化水谷，又令腹中虚满而不食也。

半夏一两，切破　天南星一两，每个切作十数块，二味洗，水浸三日，每日易水，次用白矾三两研碎调入内，再浸三日，洗净，焙　干姜炮　高良姜剉，炒　白茯苓去皮　白术各一两　木香不见火　丁香不见火　青皮去白　陈皮去白。各半两

上十味为细末，用神曲一两、大麦蘗二两同碾取末，打糊和药为圆如梧桐子大。每服三十圆至五十圆，温熟水送下，不拘时候。常服温脾胃，去宿冷，消留滞，化饮食，辟雾露风冷、山岚瘴疠、不正非时之气，但是酒癖停饮，痰水不消，累服汤药不能作效者，服之如神。

二生汤

专治痰。

附子生，去皮、脐　半夏生用

上等份，㕮咀，每服四钱，水二盏、生姜十片煎至七分，去滓，温服，空心。入少木香煎尤佳。

五噎五膈论治 胸痞附

素问云：阳脉结，谓之膈。盖气之与神并为阳也。逸则气神安，劳则气神耗。倘或寒温失宜，食饮乖度，七情伤感，气神俱扰，使阳气先结，阴气后乱，阴阳不和，脏腑生病，结于胸膈，则成膈气，流于咽嗌，则成五噎。五膈者，忧、恚、寒、热、气也；五噎者，忧、思、劳、食、气也。其为病也，令人胸膈痞闷，呕逆噎塞，妨碍饮食，胸痛彻背，或胁下支满，或心忡喜忘，咽噎，气不舒。治疗之法，调顺阴阳，化痰下气，阴阳平

匀，气顺痰下，膈噎之疾无由作矣。又有下虚，气上控膈，令人心下坚满痞急，肌中若❶痹，缓急如刺，不得俯仰，名曰胸痞。

五噎散

治五噎，食不下，呕哕痰多，咽喉噎塞，胸背满痛。

人参　半夏汤泡七次　桔梗去芦，剉，炒　白豆蔻仁　木香不见火　杵头糠　白术　荜澄茄　沉香不见火　枇杷叶拭去毛　干生姜各一两　甘草炙，半两

上为细末，每服二钱，水一中盏、生姜七片煎至六分，食后温服。

五膈散

治五膈，胸膈痞闷，诸气结聚，胁肋胀满，痰逆恶心，不进饮食。

枳壳去瓤，麸炒　木香不见火　青皮去白　大腹子　白术　半夏曲剉，炒　丁香不见火　天南星汤泡，去皮　干姜炮　麦蘖炒　草果仁各一两　甘草炙，半两

上为细末，每服二钱，水一中盏、生姜五片煎至六分，温服，不拘时候。

栝楼实圆

治胸痞，胸中痛彻背，喘急妨闷。

栝楼实别研　枳壳去瓤，麸炒　半夏汤泡七次　桔梗炒。各一两

上为细末，姜汁打糊为圆如梧桐子大。每服五十圆，食后用淡姜汤送下。

---

❶　若：《重订》室町本及四库本皆作"苦"。

卷之三

心痛论治 虫痛附

论曰：夫心痛之病，医经所载凡有九种：一曰虫心痛，二曰疰心痛，三曰风心痛，四曰悸心痛，五曰食心痛，六曰饮心痛，七曰寒心痛，八曰热心痛，九曰去来心痛。其名虽不同，而其所致皆因外感六淫，内沮七情，或饮啖生冷果食之类，使邪气搏于正气，邪正交击，气道闭塞，郁于中焦，遂成心痛，夫心乃诸脏之主，正经不可伤，伤之则痛，若痛甚、手足青过节者，则名曰真心痛，真心痛者，旦发夕死，夕发旦死。若乍间乍甚成疼而不死者，名曰厥心痛，不过邪气乘于心支别络也。寸口脉紧，心脉甚急，皆主心痛。又有痛甚而心脉沉伏者有之矣。王叔和云：心腹痛，脉沉细瘥；浮大弦长，命必殂。治法当推其所自而调之，痛无不止矣。

加味七气汤

治喜、怒、忧、思、悲、恐、惊七气为病，发则心腹刺痛不可忍，时发时止，发则欲死。及外感风寒湿气作痛，亦宜服之。

半夏 汤泡七次，三两　桂心 不见火　玄胡索 炒，去皮。各一两
人参　甘草 炙。各半两　乳香 三钱

上㕮咀，每服四钱，水一盏半、生姜七片、枣一枚煎至七分，去滓，食前温服。妇人血痛，加当归煎。

九痛圆

治九种心痛，腹胁气胀，不欲饮食。

附子_炮，去皮、脐，二两　干姜_炮　吴茱萸_炒　狼毒_{剉，醋拌，}炒黄　人参各一两　巴豆半两，去壳、油

上细末，炼蜜为圆如梧桐子大。每服三圆，热汤送下，不拘时候。

愈痛散

治急心痛、胃痛。

五灵脂_{去砂石}　玄胡索_{炒，去皮}　蓬莪术_{煨，剉}　良姜_{剉，炒}　当归_{去芦，洗}

上等份，为细末，每服二钱，热醋汤调服，不拘时候。

芜荑散

治大人小儿蛔咬心痛。经云：虫贯心则杀人，欲验之，大便不可忍，或吐青黄绿水涎沫，或吐虫出，发有休止，此是蛔心痛也，宜速疗之。

干漆_{槌碎，炒火烟尽，一两}　雷圆　芜荑_{各半两}

上为细末，每服三钱，温水七分盏调和服，不拘时候。甚者不过三服。小儿每服半钱重。

烧脾散

治饮啖生冷果菜，寒留中焦，心脾冷痛不可忍，及老幼霍乱吐泻。

干姜_炮　厚朴_{姜制，剉，炒}　草果仁　缩砂仁　神曲_{剉，炒}麦蘖_炒　橘红　良姜_{剉，炒}　甘草_{炙。各等份}

上为细末，每服三钱，用热盐汤点服，不拘时候。

怔忡论治

论曰：夫怔忡者，此心血不足也。盖心主于血，血乃心之主，心乃形之君，血富则心君自安矣。多因汲汲富贵，戚戚贫

贱，又思所爱，触事不意，真血虚耗，心帝失辅，渐成怔忡，怔忡不止，变生诸证，舌强恍惚，善忧悲，少颜色，皆心病之候。《难经》云：损其心者益其荣。法当专补真血，真血若富，心帝有辅，无不愈者矣。又有冒风寒暑湿，闭塞诸经，令人怔忡。五饮停蓄，堙塞中脘，亦令人怔忡。当随其证，施以治法。

益荣汤

治思虑过制，耗伤心血，心帝无辅，怔忡恍惚，善悲忧，少颜色，夜多不寐，小便成浊。

当归去芦，酒浸　黄芪去芦　小草　酸枣仁炒，去壳　柏子仁炒　麦门冬去心　茯神去木　白芍药　紫石英细研。各一两　木香不见火　人参　甘草炙。各半两

上㕮咀，每服四钱，水一盏半、生姜五片、枣一枚煎至七分，去滓，温服，不拘时候。

龙齿丹

治心血虚寒，怔忡不已，痰多恍惚。

龙齿　附子炮，去皮、脐，切片，姜汁浸一宿　远志去心，甘草煮　酸枣仁炒，去壳，别研　当归去芦，酒浸　官桂去皮，不见火　琥珀别研　南星㕮，姜汁浸一宿。各一两　木香不见火　紫石英煨、醋淬七遍　沉香别研　熟地黄酒蒸，焙。各半两

上为细末，炼蜜为圆如梧桐子大，朱砂为衣，每服五十圆，用枣汤送下，不拘时候。

心丹

治忧愁思虑，谋用过度，或因惊恐，伤神失意，耗伤心血，怔忡恍惚，梦寐不安。

朱砂五十两　新罗人参　远志去心，甘草煮　熟地黄洗净，酒蒸，焙　白术　石菖蒲　当归去芦，酒浸焙　麦门冬去心　黄芪去芦　茯苓去皮　茯神去木　柏子仁拣净　木鳖仁炒，去壳　石莲肉去心，

炒　　益智仁以上各五两

上加人参等十四味，各如法修制，剉碎拌匀，次将此药滚和，以夹生绢袋盛贮，用麻线紧系袋口于突上，安大银锅一口，著长流水令及七分，重安银罐，入白沙蜜二十斤，将药袋悬之中心，勿令著底，使蜜浸袋令没，以桑柴烧锅滚沸，勿令火歇，煮三日，蜜焦黑，换蜜再煮，候七日足，住火，取出，淘去众药，洗净砂，令干，入牛心内蒸七次，蒸煮砂时，别安银锅一口暖水，候大锅水耗，从锅弦添温水，候牛心蒸烂熟，取砂，再换牛心，如前法蒸，凡换七次，其砂已熟，即用沸水淘净，焙干，入乳钵，玉杵研，直候十分细，米❶糁为圆如豌豆大，阴干，每服十粒至二十粒，食后，参汤、枣汤、麦门冬汤任下。

茯苓饮子

治痰饮蓄于心胃，怔忡不已。

赤茯苓去皮　半夏汤泡七次　茯神去木　橘皮去白　麦门冬去心。
各一两　沉香不见火　甘草炙　槟榔各半两

上㕮咀，每服四钱，水一盏半、生姜五片煎至七分，去滓，温服，不拘时候。

排风汤

治风虚冷湿闭塞诸经，令人怔忡方载中风门中。

宜加炒酸枣仁煎。

寿星圆

治惊忧思虑，气结成痰，留蓄心胞，怔忡惊惕，痰逆恶心，睡卧不安方载中风门中。

---

❶ 米：原作"末"，据《重订》改。

惊悸论治

论曰：夫惊悸者，心虚胆怯之所致也。且心者，君主之官，神明出焉；胆者，中正之官，决断出焉。心气安逸，胆气不怯，决断思虑得其所矣。或因事有所大惊，或闻虚响，或见异相，登高陟险，惊忤心神，气与涎郁，遂使惊悸，惊悸不已，变生诸证，或短气悸乏，体倦自汗，四肢浮肿，饮食无味，心虚烦闷，坐卧不安，皆心虚胆怯之候也。治之之法，宁其心以壮胆气，无不瘥者矣。

温胆汤

治心胆虚怯，触事易惊，梦寐不祥，异象感惑，遂致心惊胆摄，气郁生涎，涎与气搏，变生诸证，或短气悸乏，或复自汗，四肢浮肿，饮食无味，心虚烦闷，坐卧不安。

半夏汤泡七次　竹茹　枳实去瓤。各二两　陈皮去白，三两　白茯苓去皮，一两半　甘草一两，炙

上㕮咀，每服四钱，水一盏半、生姜五片、枣子一枚煎至七分，去滓，温服，不拘时候。

远志圆

治因事有所大惊，梦寐不祥，登高陟险，神魂不安，惊悸恐怯。

远志去心，姜汁淹　石菖蒲各二两　茯神去皮、木　白茯苓去皮　人参　龙齿各一两

上为细末，炼蜜为圆如梧桐子大，辰砂为衣。每服七十圆，用熟水送下，食后、临卧。

健忘论治[1]

论曰：夫健忘者，常常喜忘是也。盖脾主意与思，心亦主思，思虑过度，意舍不清，神宫不职，使人健忘。治之之法，当理心脾，使神意清宁，思则得之矣。

归脾汤

治思虑过制，劳伤心脾，健忘怔忡。

白术　茯神去木　黄芪去芦　龙眼肉　酸枣仁炒，去壳。各一两　人参　木香不见火。各半两　甘草炙，二钱半

上咬咀，每服四钱，水一盏半、生姜五片、枣子一枚煎至七分，去滓，温服，不拘时候。

虚烦论治

论曰：夫虚烦者，心虚烦闷是也。且人之有血气，分为荣卫，别乎阴阳，荣卫通适，然后阴平阳秘，精神乃治，摄养乖方，荣卫不调，使阴阳二气有偏胜之患，或阴虚而阳盛，或阴盛而阳虚。《素问》云：阳虚则外寒，阴虚则内热，阳盛则外热，阴盛则内寒。今虚烦之病，阴虚生内热所致也。但虚烦有数证，不可不辨。伤寒大病不复，霍乱吐泻之后，及妇人产后，皆使人心虚烦闷。又有虚劳之人，心火内蒸，亦致心烦。治疗之际，不可不详审也。

竹叶汤

治伤寒大病后，及霍乱吐泻后，心虚烦闷，内热不解。

---

[1]　论治：原无此二字。据目录加。

竹叶　麦门冬_{去心}　人参　茯苓_{去皮}　小麦_炒　半夏_{汤泡七次。}
各一两　甘草_{炙，半两}

上㕮咀，每服四钱，水一盏半、姜五片煎至八分，去滓，温服，不拘时候。

小草汤

治虚劳忧思过度，遗精白浊，虚烦不安。

小草　黄芪_{去芦}　当归_{去芦，酒浸}　麦门冬_{去心}　石斛_{去根}
酸枣仁_{炒，去壳。各一两}　人参　甘草_{炙。各半两}

上㕮咀，每服四钱，水一盏半、姜五片煎至八分，去滓，温服，不拘时候。

地仙散

治伤寒后、伏暑后，烦热不安，及虚劳烦热。

地骨皮_{去木，二两}　防风_{去芦，一两}　甘草_{炙，半两}

上㕮咀，每服四钱，水一盏半、生姜五片煎至八分，去滓，温服，不拘时候。

产后虚烦载产后杂治门中。

癫痫论治

论曰：夫癫痫病者，考之诸方所说，名证不同，难于备载。观《别录》有五痫之证，一曰马痫，作马嘶鸣，应乎心；二曰羊痫，作羊叫声，应乎脾；三曰鸡痫，作鸡叫声，应乎胃；四曰猪痫，作猪叫声，应乎肾；五曰牛痫，作牛吼声，应乎肺。此五痫应乎五畜，五畜应乎五脏者也。发则旋晕颠倒，口眼相引，目睛上摇，手足搐搦，背脊强直，食顷乃苏。原其所因，皆由惊动，脏气不平，郁而生涎，闭塞诸经，故有是证。或在母腹中受惊，或幼小受风寒暑湿，或因饥饱失宜，逆于脏气而得之者，各随所感，施以治法。

鸱头圆

治风痫，不问长幼，发作渐频，呕吐涎沫。

飞鸱头一枚，烧灰　虢丹五钱，细研　皂角五挺，酥炙

上为细末，用糯米糊为圆如绿豆大。每服十五圆，加至二十圆，以粥饮送下，不拘时候。

蛇黄圆

治五痫困积，风热、风痰攻心所致。

蛇黄小者二十枚，以猪胆汁拌入，火煅通红，取出，地上出火毒，研令极细

上用狗胆一枚取汁，和粟米饭圆如绿豆大。每服十五圆，温酒送下，不拘时候，吐涎乃效。长幼皆可服。

控涎圆

治诸痫久不愈，顽涎聚散无时，变生诸证，悉皆治之。

生川乌去皮　半夏　僵蚕不炒，此三味剉碎，生姜汁浸一宿，各半两　全蝎去毒，七个　铁粉三钱　甘遂一钱半

上为细末，生姜自然汁打糊为圆如绿豆大，朱砂为衣。每服十五圆，食后，用姜汤吞下。忌食甘草。

五劳六极论治

论曰：医经载五劳六极之证，非传尸骨蒸之比。多由不能卫生，施于过用，逆于阴阳，伤于营卫，遂成五劳六极之病焉。盖尽力谋虑成肝劳，应乎筋极；曲运神机成心劳，应乎脉极；意外过思成脾劳，应乎肉极；预事而忧成肺劳，应乎气极；矜持志节成肾劳，应乎骨极，此五劳应乎五极者也。然精极者，五脏六腑之气衰，形体皆极，眼视无明，齿焦发落，体重耳聋，行履不

正，邪气逆于六腑，厥于五脏，故成精极，大抵劳极之脉多弦。治疗之法，随其虚实冷热而调之，精极者当补其精也，《素问》所谓"形不足者温之以气，精不足者补之以味"。各分门类，大略如此，临病之际，又当详审。

羚羊角散

治肝劳实热，两目赤涩，烦闷热壅，胸里炎炎。

羚羊角镑　柴胡去芦　黄芩　川当归　决明子　羌活去芦　赤芍药　甘草炙。等份

上㕮咀，每服四钱，水一盏半、姜五片煎至八分，去滓，温服，不拘时候。

续断汤

治肝劳虚寒，胁痛胀满，关节疼痛挛缩，烦闷，眼昏，不食。

川续断酒浸　川芎　当归去芦，酒浸　橘红　半夏汤泡七次　干姜炮。各一两　桂心不见火　甘草炙。各半两

上㕮咀，每服四钱，水一盏半、姜五片煎至七分，去滓，温服，不拘时候。

黄芩汤

治心劳实热，口疮，心烦，腹满，小便不利。

泽泻　栀子仁　黄芩　麦门冬去心　木通　生干地黄　黄连去须　甘草炙。各等份

上㕮咀，每服四钱，水一盏半、姜五片煎至八分，去滓，温服，不拘时候。

远志饮子

治心劳虚寒，惊悸恍惚，多忘不安，梦寐惊魇。

远志去心，甘草煮干　茯神去木　桂心不见火　人参　酸枣仁

炒，去壳　黄芪去芦　当归去芦，酒浸。各一两　甘草炙，半两

上咬咀，每服四钱，水一盏半、姜五片煎至七分，去滓，温服，不拘时候。

小甘露饮

治脾劳实热，身体、眼目悉黄，舌干，咽喉痛。

黄芩　川升麻　茵陈　栀子仁　桔梗去芦，剉，炒　生地黄洗
石斛去根　甘草炙。各等份

上咬咀，每服四钱，水一盏半、姜五片煎至八分，去滓，温服，不拘时候。

白术汤

治脾劳虚寒，呕吐不食，腹痛泄泻，胸满喜噫，多卧少起，情思不乐，肠鸣体倦。

白术　人参　草果仁　干姜炮　厚朴姜制，炒　肉豆蔻面裹煨
橘皮去白　木香不见火　麦蘖炒。各一两　甘草炙，半两

上咬咀，每服四钱，水一盏半、姜五片、枣一枚煎至七分，去滓，温服食前。

二母汤

治肺劳实热，面目苦肿，咳嗽喘急，烦热颊赤，骨节多痛，乍寒乍热。

知母　贝母去心、膜　杏仁去皮、尖，炒　甜葶苈略炒　半夏汤
泡七次　秦艽去芦　橘红各一两　甘草炙，半两

上咬咀，每服四钱，水一盏半、姜五片煎至八分，去滓，温服，不拘时候。

温肺汤

治肺劳虚寒，心腹冷气，胸胁逆满，气从胸达背痛，饮食即吐，虚乏不足。

人参　钟乳粉　半夏汤泡七次　桂心不见火　橘红　干姜炮。各一两　木香不见火　甘草炙。各半两

上咬咀，每服四钱，水一盏半、姜五片煎至七分，去滓，温服，不拘时候。

地黄汤

治肾劳实热，腹胀，四肢黑色，耳聋，多梦见大水，腰脊难解。

生地黄洗　赤茯苓去皮　玄参洗　石菖蒲　人参　黄芪去芦。各一两　远志去心，甘草煮　甘草炙。各半两

上咬咀，每服四钱，水一盏半、姜五片煎至八分，去滓，温服，不拘时候。

羊肾圆

治肾劳虚寒，面肿垢黑，腰脊痛，不能久立，屈伸不利，梦寐惊悸，上气，小腹急，痛引腰脊，四肢苦寒，小便白浊。

熟地黄酒蒸，焙　杜仲去皮，剉，炒去丝　石斛去根　菟丝子淘净，酒浸，焙干，别研　黄芪去芦　川续断酒浸　桂心不见火　磁石煅，醋淬　川牛膝去芦，酒浸　沉香别研　五加皮洗　山药剉，炒。各一两

上为细末，雄羊肾两对，以葱、椒、酒煮烂，入少酒糊同杵和，为圆如桐子大。每服七十圆，空心盐汤送下。

五加皮汤

治筋实极，欬则两胁下痛，不可转动，脚下满，不得远行，脚心痛不可忍，手足爪甲青黑，四肢筋急烦满。

羌活去芦　羚羊角镑　赤芍药　防风去芦　五加皮洗　秦艽去芦　枳实去瓤，麸炒　甘草炙。各半两

上咬咀，每服四钱，水一盏半、姜五片煎至八分，去滓，温服，不拘时候。

木瓜散

治筋虚极，好悲思，脚手拘挛，伸动缩急，腹内转痛，十指甲痛，数转筋，甚则舌卷囊缩，唇青，面色苍白，不得饮食。

木瓜去瓤　虎胫骨酥炙　五加皮洗　当归去芦，酒浸　桑寄生　酸枣仁炒，去壳　人参　柏子仁炒　黄芪去芦。各一两　甘草炙，半两

上咬咀，每服四钱，水一盏半、姜五片煎至七分，去滓，温服，不拘时候。

麦门冬汤

治脉实极，气衰血焦，发落，好怒，唇口赤甚，口语不快，色不泽，饮食不为肌肤。

麦门冬去心　远志去心，甘草煮　人参　黄芩　生地黄洗　茯神去木　石膏煅。各一两　甘草炙，半两

上咬咀，每服四钱，水一盏半、姜五片煎至八分，去滓，温服，不拘时候。

茯神汤

治脉虚极，欬则心痛，喉中介介如梗状，甚则咽肿，惊悸不安。

茯神去木　人参　远志去心，甘草煮　通草　麦门冬去心　黄芪去芦　桔梗去芦，剉，炒　甘草炙。各等份

上咬咀，每服四钱，水一盏半、姜五片煎至七分，去滓，温服，不拘时候。

薏苡仁散

治肉实极，肌肤淫淫如鼠走，津液开泄，或痹不仁，四肢急痛。

薏苡仁　石膏煅　川芎　桂心不见火　防风去芦　汉防己　羚

羊角镑　赤芍药　杏仁去皮、尖，麸炒　甘草炙。各等份

上咬咀，每服四钱，水一盏半、姜五片煎至八分，去滓，温服，不拘时候。

半夏汤

治肉虚极，体重，胁引肩背不可以动，动则咳嗽胀满，留饮痰癖，大便不利。

半夏汤泡七次　白术　茯苓去皮　人参　橘皮去白　附子炮，去皮、脐　木香不见火　桂心不见火　大腹皮　甘草炙。各等份

上咬咀，每服四钱，水一盏半、姜五片煎至七分，去滓，温服，不拘时候。

前胡汤

治气实极，胸膈不利，欬逆短气，呕吐不下食。

前胡去芦　半夏汤泡七次　杏仁去皮、尖，麸炒　紫苏子炒　枳实去瓤，麸炒　橘皮去白　桑白皮炙　甘草炙。各等份

上咬咀，每服四钱，水一盏半、姜五片煎至八分，去滓，温服，不拘时候。

紫菀汤

治气虚极，皮毛焦，津液不通，四肢无力，或喘急短气。

紫菀茸洗　干姜炮　黄芪去芦　人参　五味子　钟乳粉　杏仁去皮、尖，麸炒　甘草炙。各等份

上咬咀，每服四钱，水一盏半、生姜五片、枣子一枚煎至七分，去滓，温服，不拘时候。

玄参汤

治骨实极，耳鸣，面色焦枯，隐曲膀胱不通，牙齿、脑髓苦痛，手足酸痛，大小便闭。

玄参　生地黄洗　枳壳去瓤，麸炒　车前子　黄芪去芦　当归

去芦，酒浸　麦门冬去心　白芍药各一两　甘草炙，半两

上咬咀，每服四钱，水一盏半、姜五片煎至八分，去滓，温服，不拘时候。

鹿角圆

治骨虚极，面肿垢黑，脊痛不能久立，气衰，发落，齿槁，腰脊痛，甚则喜唾。

鹿角二两　川牛膝去芦，酒浸，焙，一两半

上为细末，炼蜜为圆如梧桐子大。每服七十圆，空心，盐汤送下。

石斛汤

治精实极，热眼视不明，齿焦，发落，形衰，通身虚热，甚则胸中痛，烦闷泄精。

小草　石斛去根　黄芪去芦　麦门冬去心　生地黄洗　白茯苓去皮　玄参各一两　甘草炙，半两

上咬咀，每服四钱，水一盏半、姜五片煎至八分，去滓，温服，不拘时候。

磁石圆

治精虚极，尪羸，惊悸，梦中遗泄，尿后遗溺，小便白浊，甚则阴痿，小腹里急。

磁石煅，醋淬，二两　肉苁蓉酒浸，切，焙　鹿茸去皮毛，酒蒸　川续断酒浸　杜仲炒去丝断　柏子仁炒，别研　赤石脂火煅　熟地黄酒蒸，焙　山茱萸取肉　菟丝子酒浸，蒸，焙，别研　川巴戟槌，去心　韭子炒。各一两

上为细末，酒糊为圆如梧桐子大。每服七十圆，空心，温酒、盐汤任下。

痼冷积热论治

论曰：一阴一阳之谓道，偏阴偏阳之谓疾。夫人一身，不外乎阴阳气血相与流通焉耳。如阴阳得其平则疾不生，阴阳偏胜则为痼冷积热之患也。所谓痼冷者，阴毒沉涸而不解也；积热者，阳毒蕴积而不散也。故阴偏胜则偏而为痼冷，阳偏胜则偏而为积热。古贤云：偏胜则有偏害，偏害则致偏绝，不可不察也。大抵真阳既弱，胃气不温，复啖生冷冰雪以益其寒，阴沍于内，阳不能胜，遂致呕吐涎沫，畏冷憎寒，手足厥逆，饮食不化，大腑洞泄，小便频数，此皆阴偏胜而为痼冷之证也。其或阴血既衰，三焦已燥，复饵酒、炙、丹石，以助其热，阳炽于内，阴不能制，遂致口苦咽干，涎稠目涩，膈热口疮，心烦喜冷，大便闭结，小便赤淋，此皆阳偏胜而为积热之证也。施治之法，冷者热之，热者冷之，痼者解之，积者散之，使阴阳各得其平，则二者无偏胜之患矣。

洞阳丹

治阳虚阴盛，手足厥冷，暴吐大下，脉细，羸瘦，伤寒阴证，悉皆治之。

附子炮，去皮、脐　钟乳粉各二两　天雄炮，去皮、脐，三两　川乌炮，去皮，四两　阳起石火煅，一两　朱砂一两，别研细

上为细末，酒煮神曲糊为圆如梧桐子大，每服五十圆，空心，温酒、盐汤任下。

豆附圆

治久虚下寒，泄泻不止，肠滑不禁，日夜无度，全不进食，一切虚寒泄泻困乏，并皆治之。

肉豆蔻面裹煨　附子炮，去皮、脐　良姜剉，炒　诃子面裹煨

干姜_炮　赤石脂_{火煅}　阳起石_{火煅}　龙骨_{生用}　白矾_{枯。各二两}
白茯苓_{去皮}　桂心_{不见火}　细辛_{洗。各一两}

上为细末，酒煮面糊为圆如梧桐子大。每服七十圆，空心、食前，米饮送下。

利膈汤

治上膈壅热，口苦咽干，痰唾稠黏，心烦喜冷，咽喉生疮疼痛，但是一切上壅之证，皆可服之。

防风_{去芦}　鸡苏叶　桔梗_{去芦}　牛蒡子　荆芥穗_{各一两}　川升麻　人参　甘草_{炙。各半两}

上咬咀，每服四钱，水一盏半、姜五片煎至八分，去滓，温服，不拘时候。

三黄圆

治三焦积热，头目昏痛，肩背拘急，肢节烦疼，热气上冲，口苦唇焦，咽喉肿痛，痰涎壅滞，眼赤睛疼，及大便秘涩，或下鲜血。

大黄_{酒蒸}　黄连_{去须}　黄芩_{各等份}

上为细末，炼蜜为圆如梧桐子大。每服五十圆，不拘时候，用温熟水送下。如脏腑壅实，可加圆数，以利为度。

卷之四

虚损论治

论曰：医经所说诸虚百损，《难经》有所谓五损，不过因虚而致损也。《素问》云：恬淡虚无，真气从之，精神内守，病安从来？人能法道清净，精神内持，疴疾不起，乃知固养之道也。不自卫生，或大病未复便合阴阳，或疲极筋力，饥饱失节，尽神度量，或叫呼走气，荣卫虚损，百疴交作，或吐血、衄血、便血、泻血、遗泄、白浊、冷滑、洞泄、盗汗、自汗、潮热、发热、呕吐、哕咯痰饮涎沫等症，因斯积微成损，积损成衰者多矣。且妇人产蓐过于大病之后，虚损尤甚。治之之法，详审脉理，原其所自，随证施治。然病候非一，略具数条，以为备治之要。

大建中汤

治诸虚不足，小腹急痛，胁肋䐜胀，骨肉酸痛，短气喘咄，痰多咳嗽，潮热多汗，心下惊悸，腰背强痛，多卧少起。

黄芪_{去芦}　附子_{炮，去皮、脐}　鹿茸_{酒蒸}　地骨皮_{去木}　续断
石斛_{去根}　人参　川芎　当归_{去芦，酒浸}　白芍药　小草_{各一两}
甘草_{炙，半两}

上咬咀，每服四钱，水一盏半、生姜五片煎至七分，去滓，温服，不拘时候。咳嗽者，加款冬花；唾血者，加阿胶；便精遗泄者，加龙骨；怔忡者，加茯神。

芡实圆

治思虑伤心，疲劳伤肾，心肾不交，精元不固，面少颜色，惊悸健忘，梦寐不安，小便赤涩，遗精白浊，足胫酸疼，耳聋目昏，口干脚弱。

芡实蒸，去壳　莲花须各二两　茯神去木　山茱萸取肉　龙骨　五味子　枸杞子　熟地黄酒蒸，焙　韭子炒　肉苁蓉酒浸　川牛膝去芦，酒浸，焙　紫石英煅七次。各一两

上为细末，酒煮山药糊为圆如梧桐子大。每服七十圆，空心，温酒、盐汤任下。

白圆

治元气虚寒，精滑不禁，大便溏泄，手足厥冷。

阳起石煅，研令极细　钟乳粉各等份

上为细末，酒煮附子末糊为圆如桐子大。每服五十圆，空心，米饮送下。

黑圆

治精血耗竭，面色黧黑，耳聋目昏，口干多渴，腰痛脚弱，小便白浊，上燥下寒，不受峻补。

鹿茸酒蒸　当归去芦，酒浸

上等份，为细末，煮乌梅膏子为圆如梧桐子大。每服五十圆，空心，用米饮送下。

玉关圆

治诸虚不足，膀胱、肾经痼败，阴阳不交，致生多病。水欲升而沃心，火欲降而温肾，如是则坎离既济，阴阳协和，火不炎而神自清，水不渗而精自固。久服闭精补益，永无膏淋、白浊、遗精之患，神效非一，难以具述。

辰砂一两　鹿茸二两，作片，酥炙　当归酒浸，焙　附子七钱重

者四个，生，去皮、脐，各切下顶，剜空心，中安辰砂在内，以前顶子盖定，用线扎　木瓜大者二个，去皮、瓤，切开顶，入朱砂附子四个在内，以木瓜元顶子盖之，线扎定，烂蒸讫，取出附子，切作片，焙干为末，朱砂细研，水飞，木瓜研如膏，宣瓜为妙　柏子仁炒，别研　沉香别研　巴戟去心　黄芪去芦，蜜炙　肉苁蓉酒浸　茯神去木　川牛膝去芦，酒浸　石斛去根，酒浸。各一两　菟丝子水淘净，酒浸，焙，别研　杜仲去粗皮，酒浸　五味子各一两半　远志去心，炒，二两

上为细末，用木瓜膏杵和，入少酒，糊为圆如桐子大。每服七十圆，空心，米饮、温酒、盐汤任下。

腽肭脐圆

治五劳七伤，真阳衰惫，脐腹冷痛，肢体酸疼，腰背拘急，脚膝缓弱，面色黧黑，肌肉消瘦，目眩耳鸣，口苦舌干，饮食无味，腹中虚鸣，胁下刺痛，心常惨戚，夜多异梦，昼少精神，小便滑数，大腑溏泄，时有遗沥，阳事不举，但是风虚痼冷，皆宜服之。

腽肭脐一对，用酒蒸熟，杵和后药　天雄炮，去皮　附子炮，去皮、脐　川乌炮，去皮、尖　阳起石煅　钟乳粉各二两　独体朱砂研极细　人参　沉香不见火，别研　鹿茸酒蒸。各一两

上为细末，用腽肭脐膏子，入少酒糊，入臼内杵和为圆如桐子大。每服七十圆，空心，用温酒、盐汤任下。

秘精圆

治下虚胞寒，小便白浊，或如米泔，或若凝脂，腰重少力。

牡蛎煅　菟丝子酒浸，蒸，焙，别研　龙骨生用　五味子　韭子炒　白茯苓去皮　白石脂煅　桑螵蛸酒炙。各等份

上为细末，酒糊为圆如桐子大。每服七十圆，空心，温酒、盐汤任下。

黄犬肉圆

治真阳衰惫，脐腹冷痛，小便频数，头晕耳鸣，足胫酸冷，步

履无力，腰背拘痛，水谷不消，饮食无味，肌肉瘦悴，遗泄失精。

磁石三两，煅，水飞　川乌炮，去皮、尖　附子炮，去皮、脐　桑寄生　鹿茸燎去毛，酒蒸　麋茸同上制　仙茅酒浸　肉苁蓉酒浸，切，焙　川巴戟去心　胡芦巴炒。各二两　沉香别研　青盐别研　阳起石煅，研极细　龙骨生用　虎胫骨酥炙　覆盆子酒浸。各一两

上为细末，用黄犬肉二斤，以酒、葱、茴香煮烂，杵和为圆如梧桐子大。每服七十圆，温酒、盐汤下。

白浊赤浊论治

论曰：《素问》云：夫精者，身之本也。盖五脏六腑皆有精。肾为都会，关司之所，听命于心，人能法道清静，精气内持，火来坎户，水到离扃，阴平阳秘，精元密固矣。若夫思虑不节，嗜欲过度，遂使水火不交，精元失守，由是为赤浊白浊之患焉。赤浊者，心虚有热也，多因思虑而得之，白浊者，肾虚有寒也，过于嗜欲而得之。其状漩面如油，光彩不定，漩脚澄下，凝如膏糊，皆嗜欲思虑之所致耳。各分受病之由，施以治法，使坎离既济，阴阳协和，然后火不上炎而神自清，水不下渗而精自固，安有赤浊白浊之患哉？虽然，思虑过度，不特伤心，亦能病脾，脾生虚热而肾不足，故土邪干水亦令人便下浑浊。史载之云：夏则土燥而水浊，冬则土坚而水清，医多峻补则疾愈甚，若以中和之药疗之，水火既济，脾土自坚，其流清矣。

瑞莲圆

治思虑伤心，便下赤浊。

白茯苓去皮　石莲肉炒，去心　龙骨生用　天门冬洗，去心　麦门冬洗，去心　远志洗，去心，甘草煮　柏子仁炒，别研　紫石英

火煅七次，研令极细　当归去芦，酒浸　酸枣仁炒，去壳　龙齿各一两

乳香半两，别研

上为细末，炼蜜为圆如梧桐子大，朱砂为衣。每服七十圆，空心，温酒、枣汤任下。

固精圆

治嗜欲过度，劳伤肾经，精元不固，梦遗白浊。

肉苁蓉酒浸，薄切，焙　阳起石火煅，研极细　鹿茸燎去毛，酥炙

韭子炒　龙骨生用　赤石脂火煅七次　川巴戟槌，去心　白茯苓去皮

鹿角霜　附子炮，去皮、脐。各等份

上为细末，酒糊为圆如桐子大。每服七十圆，空心，温酒、盐汤任下。

芡实圆

治劳伤心肾，水火不交，漩面如油，光彩不定，漩脚澄下，凝如膏糊，频数无度，又治遗泄不禁之疾方载虚损门中。

羊胫炭圆

治思虑伤脾，脾不摄精，遂致白浊。

厚朴去皮取肉，略使姜汁制，为细末，二两　羊胫炭火煅过通红，窨杀，研如粉，一两

上二味，白水面糊为圆如梧桐子大。每服百圆，空心，用米饮汤送下。

腰痛论治

论曰：《素问》云：腰者肾之腑，转摇不能，肾将惫矣。审如是说，则知腰近于肾，多因嗜欲过度，劳伤肾经，肾脏既虚，喜怒忧思、风寒湿毒得以伤之，遂致腰痛。又有堕坠闪肭，气凝血滞，亦致腰痛。大抵腰痛之脉，脉皆沉弦。沉弦而紧者，寒腰痛；沉弦

而浮者，风腰痛；沉弦而濡细者，湿腰痛；堕坠闪䏚以致气凝血滞而痛者，脉多沉弦而实也。当推其所因，合其脉以治，无不效者矣。

五积散

治寒伤肾经，腰痛不可俯仰_{方载《和剂局方》中}。

附术汤

治湿伤肾经，腰重冷痛，小便自利。

附子_{炮，去皮}　白术各一两　杜仲_{去皮，剉，炒去丝，半两}

上㕮咀，每服四钱，水一盏半、生姜七片煎至七分，去滓，温服，空心、食前。

独活寄生汤

治风伤肾经，腰痛如掣，久而不治，流入脚膝，为偏枯、冷痹、缓弱之患_{方载脚气门中}。

小七香圆

治郁怒忧思，或因闪䏚颠仆，一切气滞腰痛_{方载《和剂局方》中}。

上一贴，作二服，橘仁一钱、盐少许、水一盏煎至七分，放温送下，空心服。

二至圆

治老人、虚弱人肾气虚损，腰痛不可屈伸。

鹿角镑，二两　麋角镑，二两　附子_{炮，去皮，一两}　桂心不见火，一两　补骨脂_{炒，一两}　杜仲_{去皮，剉，炒丝断，一两}　鹿茸_{酒蒸，焙，一两}　青盐_{别研，半两}

上为细末，酒糊为圆如梧桐子大。每服七十圆，空心，用胡桃肉细嚼，以温酒、盐汤任下。恶热药者，去附子，加肉苁蓉一两。

菴藺圆

治坠堕闪肭，血气凝滞腰痛。

菴藺子半两　没药　乳香各二钱半　补骨脂炒　威灵仙　杜仲炒　桂心不见火　当归各半两

上为细末，酒糊圆如梧桐子大。每服七十圆，温酒、盐汤任下。

阴癞论治

论曰：夫阴癞之证有四种：一曰肠癞，二曰气癞，三曰卵胀，四曰水癞是也。《圣惠》云：肾气虚，风冷所侵，流入于肾，不能宣散而然也。《三因》云：阴癞属肝，系宗筋，胃阳明养之。考之众论，俱为至当。多由不自卫生，房室过度，久蓄忧、思、恐、怒之气，或坐卧冷湿处，或劳役无节，皆能致之。病则卵核肿胀，偏有大小，或坚硬如石，或脐腹绞痛，甚则肤囊肿胀，多成疮毒，轻则时出黄水，甚者成痈溃烂。大抵卵胀、肠癞皆不易治，气癞、水癞灸之易愈也。又有小儿有生以来便如此者，乃宿疾也。四癞治法，橘核圆用之屡验，漫录于后。

橘核圆

治四种癞病，卵核肿胀，偏有大小，或坚硬如石，或引脐腹绞痛，甚则肤囊肿胀，或成疮毒，轻则时出黄水，甚则成痈溃烂。

橘核炒　海藻洗　昆布洗　海带洗　川楝子取肉，炒　桃仁麸炒。各一两　厚朴去皮，姜汁制，炒　木通　枳实麸炒　玄胡索炒，去皮　桂心不见火　木香不见火。各半两

上为细末，酒糊为圆如桐子大。每服七十圆，空心，温酒、

盐汤任下。虚寒甚者，加炮川乌一两；坚胀不消者，加硇砂二钱，醋煮，旋入。

牡丹皮散

治小儿癩卵偏坠。

防风_{去芦}　牡丹皮_{去木}

上等份，为细末，每服二钱，温酒调服。如不饮酒，盐汤点服亦可。

灸法

治阴卵偏大癩病。

关元穴，在膝下三寸，灸百壮良。

劳瘵论治

论曰：夫劳瘵一证，为人之大患。凡受此病者，传变不一，积年疰易，甚至灭门，可胜叹哉！大抵合而言之曰传尸，别而言之曰骨蒸、殗殢、复连、尸疰、劳疰、蛊疰、毒疰、热疰、冷疰、食疰、鬼疰是也。夫疰者，注也。自上注下，病源无异，是之谓疰。又其变则有二十二种，或三十六种，或九十九种。又有所谓五尸者，曰蜚尸、遁尸、寒尸、丧尸、尸注是也。其名不同，传变尤不一，感此疾而获安者，十无一二也。大抵五脏所传，皆令人憎寒发热，其证状各异。有如传之于肝，则面白目枯，口苦自汗，心烦惊怖；传之于心，则面黑鼻干，口疮喜忘，大便或秘或泄；传之于脾，则面青唇黄，舌强喉硬，吐涎体瘦，饮食无味；传之于肺，则面赤鼻白，吐痰咯血，喘嗽毛枯；传之于肾，则面黄耳枯，胸满脐痛，白浊遗沥。又有二十四种劳蒸者，亦可因证验之。蒸在心也，少气烦闷，舌必焦黑；蒸在小肠也，腹内雷鸣，大肠或秘或泄；蒸在肝也，目昏眩晕，躁怒无时；蒸在胆也，耳聋口苦，胁下坚痛；蒸在肾也，耳轮焦枯，腰脚酸痛；蒸在右肾也，情意不定，泄精白絮；蒸在肺也，喘嗽咯血，声音嘶远；蒸在大肠也，右鼻干疼，大肠隐痛；蒸在脾也，唇口干燥，腹胁胀满，畏寒不食；蒸在胃也，鼻口干燥，腹膨自汗，睡卧不宁；蒸在膀胱也，小便黄赤，凝浊如膏；蒸在三焦也，或寒或热，中脘膻中时觉烦闷；蒸在膈也，心胸噎塞，疼痛不舒；蒸在宗筋也，筋脉纵缓，小腹隐痛，阴器自强；蒸在回肠也，肛门秘涩，传导之时，里急后重；蒸在玉房也，男子遗精，女子白淫；蒸在脑也，眼眵头眩，口吐浊涎；蒸在皮也，肌肤鳞起，毛折发黑；蒸在骨也，版齿黑燥，大杼酸疼；蒸在髓也，肩背疼倦，胻骨酸痛；蒸在筋也，眼昏胁痛，爪甲焦枯；蒸在脉也，心烦体热，痛刺如针；蒸在肉也，自觉身热，多不奈何，四肢瞤动；蒸在血也，毛发焦枯，有时鼻衄，或复尿血。评诸病证，大略如斯。若究其根，惟心肺受虫啮，祸之甚也。治法先宜去根，次须摄养调治，亦有早灸膏肓俞、崔氏穴而得愈者。若待其根深蒂固而治之，则无及矣。平时得三五方，用之颇验，谩录于后，以为备治。

鳖甲地黄汤

治热劳，手足烦，心怔悸，妇人血室有干血，身体羸瘠，饮食不为肌肉。

柴胡去芦 当归去芦，酒浸 麦门冬去心 鳖甲醋炙 石斛去根 白术 熟地黄酒浸，焙 茯苓去皮 秦艽去芦。各一两 人参 肉桂不见火 甘草炙。各半两

上㕮咀，每服四钱，水一盏半、生姜五片、乌梅少许煎至七分，去滓，温服，不拘时候。此药专治热劳，其性差寒，脾胃强者方可服饵，虚甚而多汗者，不宜服此。

黄芪饮子

治诸虚劳损，四肢倦怠，骨节酸疼，潮热乏力，自汗怔忡，日渐黄瘦，胸膈痞塞，不思饮食，咳嗽痰多，甚则唾血。

黄芪蜜炙，一两半　当归去芦，酒浸　紫菀洗，去土　石斛去根　地骨皮去木　人参　桑白皮　附子炮，去皮、脐　鹿茸酒蒸　款冬花各一两　半夏汤泡七次　甘草炙。各半两

上咬咀，每服四钱，水一盏半、生姜七片、枣一枚煎至七分，去滓，温服，不拘时候。此药温补荣卫，枯燥者不宜进。唾血不止者，加阿胶、蒲黄各半两。

蛤蚧圆

治积劳咳嗽，日久不瘥。

蛤蚧一枚，酥炙　鹿角不蛀者，酥炙，去皮子，两锭　款冬花　木香不见火　杏仁去皮、尖，童子小便浸一昼夜，控干，蜜炒　天麻　半夏汤泡七次　熟地黄酒蒸，焙　五味子各一两　丁香半两

上为细末，炼蜜为圆如梧桐子大。每服十五圆，加至二十圆，食后，生姜汤下。

太上混元丹

河车者，天地之先，阴阳之祖，乾坤之橐籥，铅汞之匡廓。胚腪将兆，九九数足，我则载而成之，故谓之河车，《历验篇》中名曰混沌皮，盖亦生天地阴阳之始，为七十二丹之首。高士垂慈，始开端绪。太上云：若欲长生，当修所生。人之所生实资于此，所以成功灵应，非金石草木、夜露晓霜之所比伦。修真之士，服之不辍，诚足以还本元补益之道，真得其真。

紫河车一具，用少妇首生男子者良，带子全者，于东流水洗，断血脉，入麝香二钱在内，以线缝定，用生绢包裹，悬苴于沙瓮内，入无灰酒五升，慢火熬成膏子　沉香别研　朱砂别研，水飞。各一两　人参　苁蓉酒浸　乳香别研　安息香酒煮，去砂石。各二两　白茯苓去皮，三两

上为细末，入河车膏子和药末，杵千百下，圆如梧桐子大。每服七十圆，空心，温酒送下，沉香汤尤佳。详此丹以紫河车为主，但佐使之药太轻，无病人久服可以轻身延年、补损扶虚，乃若病重之人服之，却宜用增添之法也。

男子真阳气衰，荣卫虚耗，腰背疼痛，自汗怔忡，痰多咳喘，梦遗白浊，潮热心烦，脚膝无力，宜于内加：

鹿茸酒蒸　川巴戟去心　钟乳粉　阳起石火煅　附子炮，去皮脐　黄芪去芦。各二两　桑寄生无则以川续断代　生鹿角镑　龙骨　紫菀以上各一两

上依前法修制，和前药末，杵和前膏子为圆。汤使如前，或沉香汤下。

妇人血海虚损，荣卫不足，多致潮热心烦，口干喜冷，腹胁刺痛，腰痛腿痛，痰多咳嗽，惊惕怔忡，经候不调，或闭断不通，宜于内加：

当归去芦，酒浸　石斛去根　紫石英煅、醋淬七次，水飞　柏子仁微炒，别研　鹿茸酒浸　鳖甲醋炙。各二两　卷柏叶一两　川牛膝去芦，酒浸，一两半

上依前法修制，和前药末，杵和前膏子为圆，汤使如前，任下。虚寒者，加炮熟附子二两；咳嗽者，加紫菀茸二两。

经效阿胶圆

治劳嗽，并嗽血唾血。

阿胶蛤粉炒　生地黄洗　卷柏叶剉，炒　山药剉，炒　大蓟根　五味子　鸡苏各一两　柏子仁炒，别研　人参　茯苓去皮　百部洗，去心　远志去心，甘草水煮　防风去芦　麦门冬去心。各半两

上为细末，炼蜜为圆如弹子大。每服一圆，细嚼，浓煎小麦汤或麦门冬汤咽下。

地仙散

治骨蒸肌热，一切虚劳烦躁，生津液方载虚损门。

崔氏灸穴法❶

崔丞相灸劳法：《外台秘要》、《崔相家传方》及《王宝吕经验方》悉编载，然皆差误，毗陵郡有石刻最详。予取诸本参校，成此一书，比古方极为委曲，依此治人未尝不验，往往一灸而愈。予在宜城，久病虚羸，亦用此而愈。

唐中书侍郎崔知悌序

夫含灵受气，禀之于五行；摄生乖理，降之以六疾。若岐黄广记，蔚有旧经，攻灸兼行，显著斯术。骨蒸病者，亦名传尸，亦谓殗殜，亦称复连，亦曰无辜。丈夫以癖气为根，妇人以血气为本，无问少长，多染此疾，婴孺之流，传注更苦。其为状也，发干而耸，或聚或分，或腹中有块，或脑后两边有小结，多者乃至五六，或夜卧盗汗，梦与鬼交，虽目视分明，而四肢无力，或上气食少，渐就沉羸，纵延日时，终于溘尽。予昔忝洛州司马，尝三十日灸治一十三人，前后瘥者，数逾二百。至于狸骨獭肝，徒闻曩说，金牙铜鼻，罕见其能，未若此方扶危拯急，非止单攻骨蒸，又别疗气、疗风、或瘴、或劳、或邪、或癖。患状既广，灸治者不可具录，略陈梗概，又恐传授讹谬，以误将来，今具图形状，庶令览者易悉，使所在流布，颇用家藏，未暇外请名医，傍求上药，还魂返魄，何难之有！遇斯疾者，可不务乎？

取穴法：

先两穴：令患人平身正立，取一细绳蜡之勿令展缩，顺脚底贴肉坚踏之男左女右，其绳前头与大踇趾端齐，后头令当脚跟中心，向后引绳，循脚肚贴肉直上，至曲䐐中大横纹截断。又令患人解发分两边，令见头缝，自囟门平分至脑后，乃平身正坐，取向所截，一头令与鼻端齐，引绳向上，正循头缝至脑后，贴肉垂下，

---

❶ 法：原无此字。据目录加。

循脊骨引绳向下，至绳尽处，当脊骨以墨点记之墨点不是灸处。又取一绳子，令患人合口，将绳子按于口上，两头至吻，却钩起绳子中心至鼻柱根下如，此便齐两吻截断，将此绳展令直，于前来脊骨上墨点处横量取平，勿令高下绳子先中折，当中以墨记之，却展开绳子横量，以绳子上墨点正脊骨上，墨点为正，两头取平，勿令高下，于绳子两头以白圈记白圈是灸处。

以上是第一次点二穴。

次二穴：令其人平身正坐，稍缩臂膊，取一绳，绕项向前双垂，与鸠尾齐鸠尾是心歧骨，人有无心歧骨者，至双胸前两歧骨下量取一寸，即鸠尾是也，即双截断，却背翻绳头向项后，以绳子中停取心正令当喉咙结骨上，其绳两头夹项双垂，循脊骨以墨点记之墨点不是灸处。又取一绳子，令其人合口横量，齐两吻截断，还于脊骨上以墨点横量如法，绳子两头以白圈记之白圈是灸处。

以上是第二次点穴。通前共四穴，同时灸，日别各七壮至二七壮，累灸至一百壮或一百五十壮为妙，候疮欲瘥，又依后法灸二穴：

又次二穴：以第二次量口吻绳子，于第二次双绳头尽处墨点上，当脊骨直上下竖点，令绳中停中心在墨点上，于上下绳头尽，以白圈两穴白圈是灸穴。

以上是第三次点两穴，谓之四花。灸两穴各百壮。三次共六穴，各取离日量度讫，即下火，惟须三月三日艾最佳。疾瘥百日内慎饮食、房室，安心静处将息。若一月后觉未瘥，复初穴上再灸。

图形状于后：

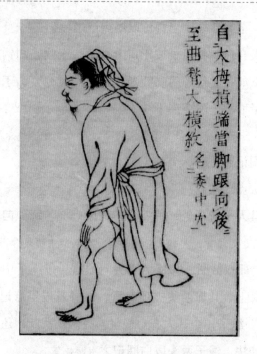

自大踇趾端，当脚跟向后，至曲腨大横纹_{名委中穴}。

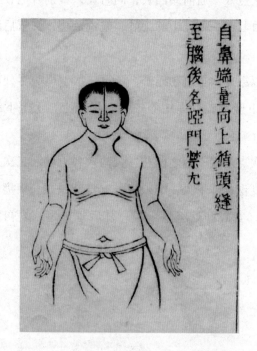

自鼻端量向上，循头缝至脑后，名哑门禁穴。

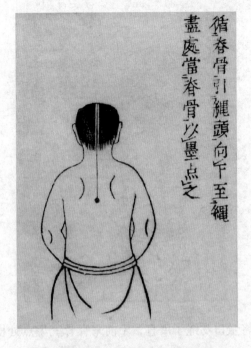

循脊骨引繩頭向下，至繩盡處，當脊骨以墨點之。

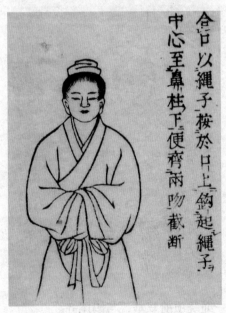

合口，以繩子按于口上，鈎起繩子中心至鼻柱下，便齊兩吻截斷。

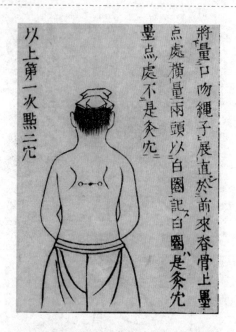

将量口吻绳子展直，于前来脊骨上墨点处横量，两头以白圈记，白圈是灸穴，墨点处不是灸穴。以上第一次点二穴。

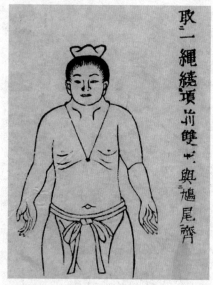

取一绳绕项前双垂，与鸠尾齐。

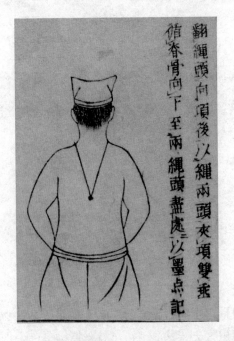

翻绳头向项后，以绳两头夹项双垂，循脊骨向下，至两绳头
尽处以黑点记。

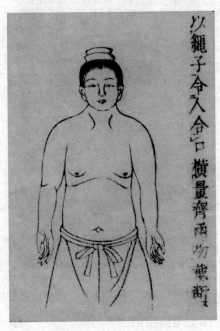

以绳子令人合口横量，齐两吻截断。

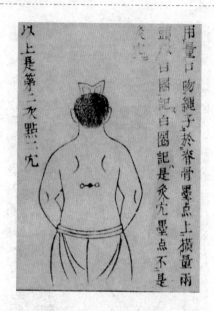

用量口吻绳子于脊骨墨点上横量，两头以白圈记，白圈记是
灸穴，墨点不是灸穴。以上是第二次点二穴。

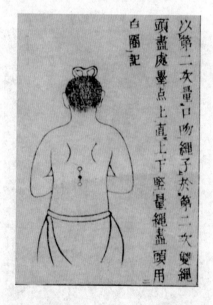

以第二次量口吻绳子，于第二次双绳头尽处墨点上，直上下
竖量，绳尽头用白圈记。

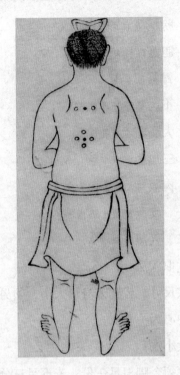

凡骨蒸之后所起，辨验有二十二种，并依上项灸之。

一、胞蒸<small>小便赤黄</small>

二、玉房蒸<small>男遗尿失精，女月漏不调</small>

三、脑蒸<small>头眩热闷</small>

四、髓蒸<small>觉髓沸热</small>

五、骨蒸<small>齿黑</small>

六、筋蒸<small>甲焦</small>

七、血蒸<small>发焦</small>

八、脉蒸<small>急缓不调</small>

九、肝蒸<small>或时眼前昏眩</small>

十、心蒸<small>舌焦，或疮，或时胸满</small>

十一、脾蒸<small>唇焦折，或口疮</small>

十二、肺蒸<small>口干生疮</small>

十三、肾蒸<small>耳干焦</small>

十四、膀胱蒸_{右耳焦}

十五、胆蒸_{眼目失光}

十六、胃蒸_{舌下痛}

十七、小肠蒸_{下泄不禁}

十八、大肠蒸_{右鼻孔痛}

十九、三焦蒸_{乍寒乍热}

二十、肉蒸_{别人觉热自觉冷}

二十一、皮蒸_{皮肉生鸡肉起}

二十二、气蒸_{遍身壮热，不自安息}

用尺寸取穴法：

凡孔穴尺寸，皆随人身形大小，须男左女右，量手指中心一节两横纹中心为一寸。

艾炷大小法：

凡艾炷须令脚根足三份，若不足三分，恐覆孔穴不备，穴中经脉火气不行，即不能抽邪气、引正气，虽小儿必以中指取穴为准。

取艾法：

端午日，日未出，于艾中以意求其似人者，辄指之以灸，殊有效。幼时见一书中云尔，忘其何书也。艾未有真似人者，于明暗间苟以意命之，万法皆妄，无一真者，此何疑耶？

用火法：

黄帝曰：松、柏、柿、桑、枣、榆、柳、竹等木火，用灸必害肌血，慎不可用。凡取火者，宜敲石取火，或水精镜子于日得者太阳火为妙，天阴则以槐木取火亦良。

自汗论治

论曰：《难经》云：心之液为汗，凡自汗出者，皆心之所主也。人之气血应乎阴阳，和则平，偏则病。阴虚阳必凑，故发热自汗；阳虚阴必乘，故发厥自汗。又况伤风、中暑、伤湿、喜怒、惊悸、房室、虚劳、历节、肠痛、痰饮、产蓐等病，皆能致之。更有盗汗一证，睡着而汗自出，亦由心虚所致。脉来微而涩，濡而虚，虚而弱，皆主自汗。

桂枝汤

治伤风，脉浮，自汗，恶风。

桂枝不见火　白芍药各一两　甘草炙，半两

上㕮咀，每服四钱，水一盏半、生姜五片、大枣二枚煎至八分，去滓，温服，不拘时候。发汗汗不止者，谓之漏风，宜加炮熟附子煎。

消暑圆

治中暑脉虚，自汗烦渴。

半夏一斤，好醋五升煮干　茯苓去皮，半斤　甘草半斤

上为细末，生姜自然汁为圆如梧桐子大。每服百圆，熟水咽下，不拘时候。此药臻至修治，用之极效。中暑为患，下即苏。伤暑发热头疼，用之尤验。夏中常服，止渴、利小便，虽多饮水亦不为害，应是暑药皆不及之。

术附汤

治中湿，脉细，自汗，体重。

白术四两　附子炮，去皮、脐，一两半　甘草炙，二两

上㕮咀，每服四钱，水一盏半、姜七片煎至七分，去滓，温服，不拘时候。

黄芪汤

治喜怒惊恐，房室虚劳，致阴阳偏虚，或发厥自汗，或盗汗不止，悉宜服之。

黄芪_{去芦，蜜水炙，一两半} 白茯苓_{去皮} 熟地黄_{酒蒸} 肉桂_{不见火} 天门冬_{去心} 麻黄根 龙骨_{各一两} 五味子 小麦_炒 防风_{去芦} 当归_{去芦，酒浸} 甘草_{炙。各半两}

上㕮咀，每服四钱，水一盏半、生姜五片煎至七分，去滓，温服，不拘时候。发厥自汗，加熟附子；发热自汗，加石斛。

芪附汤

治气虚阳弱，虚汗不止，肢体倦怠。

黄芪_{蜜水炙} 附子_{炮，去皮、脐。各等份}

上㕮咀，每服四钱，姜五片、水一盏半煎至七分，去滓，温服。

消渴论治

论曰：消渴之疾皆起于肾。盛壮之时，不自保养，快情纵欲，饮酒无度，喜食脯炙醯醢，或服丹石，遂使肾水枯竭，心火燔炽，三焦猛烈，五脏干燥，由是渴利生焉。医经所载，有消渴、内消、强中三证。消渴者，多渴而利；内消者，由热中所作，小便多，于所饮食物皆消作小便，而反不渴，令人虚极短气；强中者，茎长兴盛，不交精液自出。皆当审处，施以治法。大抵消渴之人，愈与未愈，常防患痈疾，其所慎者有三：一饮酒，二房劳，三碱食及面。能慎此者，虽不服药而自可。不如此者，纵有金丹，亦不可救，深思慎之。

加减肾气圆

治劳伤肾经，肾水不足，心火自用，口舌焦干，多渴而利，精神恍惚，面赤心烦，腰痛脚弱，肢体羸瘦，不能起止。

山茱萸_{取肉} 白茯苓_{去皮} 牡丹皮_{去木} 熟地黄_{酒蒸} 五味子 泽泻 鹿角镑 山药_{剉，炒。各一两} 沉香_{不见火} 官桂_{不见火。各半两}

上为细末，炼蜜为圆如梧桐子大。每服七十圆，用盐汤、米饮任下。弱甚者，加附子一两，兼进黄芪汤。

黄芪汤 <small>方载自汗门中</small>

荠苨圆

治强中为病，茎长兴盛，不交精液自出，消渴之后，多作痈疽，多由过服丹石所致。

荠苨　大豆<small>去皮</small>　茯神<small>去木</small>　磁石<small>煅，研极细</small>　玄参　栝楼根　石斛<small>去根</small>　地骨皮<small>去木</small>　熟地黄<small>酒浸</small>　鹿角<small>各一两</small>　沉香<small>不见火</small>　人参<small>各半两</small>

上为细末，用猪肾一具煮如食法，令烂，杵和为圆如梧桐子大。每服七十圆，空心，用盐汤送下。如不可圆，入少酒糊亦可。

猪肚圆

治消渴。

猪肚<small>一枚，治如食法</small>　黄连<small>去芦</small>　小麦<small>炒。各五两</small>　天花粉　茯苓<small>去木。各四两</small>　麦门冬<small>去心，二两</small>

上五味为末，内猪肚中，缝，塞安甑中，蒸之极烂，木臼小杵，可圆如桐子大。每服七十圆，用米饮送下，随意服之。如不能圆，入少炼蜜。

五疸论治

论曰：古方论有黄疸、有疸病，命名不同，其实一也。详观他书，黄有三十六种，疸有五种。三十六种黄者，《圣惠方》载之备矣。五疸之证，感之者多，不容不详。其五疸者，黄汗、黄疸、谷疸、酒疸、女劳疸是也。黄汗之状，身体俱肿，汗出不渴，状如风水，汗出染衣，黄如檗汁，其脉自沉，此由脾胃有热，汗出入水浴，水入汗空中，故汗黄也。黄疸之状，食已即饥，身体、面目、爪甲、牙齿及小便悉黄，欲安卧，或身体多赤、多青皆见者，必发寒热，此由酒食过度，脏腑热极，水谷相并，积于脾胃，复为风湿所抟，结滞不散，热气郁蒸所为也。大抵发于阴部，其人必呕，发于阳部，必振寒而发热。谷疸之状，食毕即头眩，心中怫郁不安而发黄，此由大饥大食，胃气冲蒸所致也。酒疸之状，身目发黄，心中懊痛，足胫满，小便黄，面发赤斑，此由饮酒多，进谷少，胃内生热，因大醉当风入水所致也。女疸之状，身目皆黄，发热恶寒，小腹满急，小便不利，此由大劳大热，不能保摄，房后入水所致也，其间多渴而腹胀者，其病难疗。又有时气伤风、伤寒、伏暑，亦令人发黄。五疸口淡怔忡，耳鸣脚弱，微寒发热，小便白浊，当作虚证治，不可妄投凉剂，愈伤血气。临病之际，不可不辨明也。

黄芪散

治黄汗。

黄芪去芦，蜜水炙　赤芍药　茵陈各二两　石膏四两　麦门冬去心　豉各一两　甘草炙，半两

上㕮咀，每服四钱，水一盏半、姜五片煎至八分，去滓，温服，不拘时候。

茵陈散

治黄疸。

茵陈　木通　栀子仁各一两　大黄炒，一两　瓜蒌一个　石膏二两　甘草炙，半两

上㕮咀，每服四钱，水一盏半、生姜五片、葱白一茎同煎至八分，去滓，温服，不拘时候。

谷疸圆

治谷疸。

苦参三两　龙胆草一两　牛胆一枚

上为细末，用牛胆汁入少炼蜜为圆如梧桐子大。每服五十圆，空心、食前，熟水或生姜、甘草煎汤送下。红圆子亦可服载《和剂局方》中。

葛根汤

治酒疸。

葛根二两　枳实去瓤，麸炒　栀子仁　豉各一两　甘草炙，半两

上咬咀，每服四钱，水一盏半煎至八分，去滓，温服，不拘时候。

滑石散

治女劳疸。

滑石一两半　白矾一两，枯

上为细末，每服二钱，用大麦粥饮调下，以小便出黄水为度。

茵陈汤

治时行瘀热在里，郁蒸不消，化为发黄。

茵陈二两　大黄一两　栀子仁三钱

上咬咀，每服四钱，水一盏半煎至八分，去滓，温服，不拘时候。

加减五苓汤

治伏暑郁发黄，烦渴，小便不利。

赤茯苓去皮　猪苓去皮　泽泻　白术　茵陈各等份

上为咬咀，每服四钱，水一盏半煎至八分，去滓，温服，不拘时候。

秦艽饮子

治五疸，口淡，耳鸣，脚弱，微寒发热，小便白浊。

秦艽去芦　当归去芦，酒浸　芍药　白术　官桂去皮，不见火
茯苓去皮　熟地黄酒蒸　橘红　小草　川芎各一两　半夏汤泡　甘
草炙。各半两

上咬咀，每服四钱，水一盏半、姜五片煎至七分，去滓，温
服，不拘时候。

淋闭论治 尿血失禁[1]附

论曰：膀胱不利为癃闭，此由饮酒房劳，或动役冒热，或饮
冷逐热，或散石发动，热结下焦，遂成淋闭。亦有温病后余热不
散，霍乱后当风取凉，亦令人淋闭。淋闭之为病，种凡有五，
气、石、血、膏、劳是也。气淋为病，小便涩，常有余沥；石淋
为病，茎中痛，溺卒不得出；膏淋为病，尿似膏出；劳淋为病，
劳倦即发，痛引气冲；血淋为病，热即发，甚则尿血。候其鼻头
色黄者，小便难也。

地肤子汤

治下焦结热，小便赤黄不利，数起出少，茎痛或血赤，温病
后余热及霍乱后当风取凉过度，饮酒房劳，及行步冒热，冷饮逐
热，热结下焦，及散石热动，关格，小腹坚，胞胀如斗，诸有此
淋，悉皆治之。

地肤子一两　知母　黄芩　猪苓去皮　瞿麦去茎、叶　枳实麸
炒　升麻　通草　葵子　海藻洗。各半两

上咬咀，每服四钱，水一盏半、生姜五片煎至七分，去滓，
温服，不拘时候。忌甘草。

通草汤

治诸淋。

---

❶　失禁：二字原无。据目录加。

通草　王不留行　葵子　茆根　桃胶　瞿麦　当归去芦，洗
蒲黄炒　滑石以上各一两　甘草炙，半两

上咬咀，每服四钱，水一盏半、姜五片煎至八分，去滓，温
服，不拘时候。

琥珀散

治小便不通。

琥珀不拘多少

上为细末，每服二钱，用萱草根煎汤调服，灯心汤调服
亦可。

小蓟饮子

治下焦结热血淋。

生地黄洗，四两　小蓟根　滑石　通草　蒲黄炒　淡竹叶　藕
节　当归去芦，酒浸　山栀子仁　甘草炙。各半两

上咬咀，每服四钱，水一盏半煎至八分，去滓，温服，空
心、食前。

鹿角胶圆

治房损伤中，小便尿血。

鹿角胶半两　油头发灰　没药别研。各三钱

上为末，用茅根汁打糊为圆如梧桐子大。每服五十圆，空心
盐汤下。

菟丝子圆

治小便多，或不禁。

菟丝子二两　牡蛎煅　附子炮，去皮、脐　五味子一两　鹿茸
酒炙。各一两　肉苁蓉酒浸，二两　鸡膍胵炙干　桑螵蛸酒炙。各
半两

上为细末，酒糊圆如梧桐子大。每服七十圆，食前，温酒、

盐汤任下。

失血论治 金疮瘀血附

论曰：医经所载失血有三种：一曰内衄，二曰肺疽，三曰伤胃是也。盖心主血，肝藏血，肺主气，血为荣，气为卫，相随上下升降，无有休息者也。六气不伤，七情不郁，营卫调平，则无壅决之虞。节宣失宜，必致壅闭，遂不得循经流注，失其常度，故有妄行之患焉。夫血之妄行也，未有不因热之所发。盖血得热则淖溢，血气俱热，血随气上，乃吐衄也。大抵脉芤为失血，沉细者易治，浮大者难治。又有感冒，汗后不解，郁乾❶经络，随气涌泄，而成衄血。思虑伤心，心伤则吐衄，肺伤亦令人唾血。又有折伤吐血。治疗之法，当以证别之，乃可施治。

犀角地黄汤

治伤风汗下不解，郁乾❷经络，随气涌泄为衄，或清道闭，流入胃脘，吐出清血，及鼻衄吐血不尽，余血停留，致面黄、大便黑。

犀角镑　生地黄　白芍药　牡丹皮

上等份，咬咀，每服四钱，水一盏半煎至八分，去滓，温服，不拘时候。如狂者，加黄芩、大黄。其人脉大而迟，腹满，但依本方，不须加减。

茜根散

治鼻衄终日不止，心神烦闷。

茜根　黄芩　阿胶蛤粉炒　侧柏叶　生地黄各一两　甘草炙，半两

上咬咀，每服四钱，水一盏半、姜三片煎至八分，去滓，温

---

❶ 乾：《重订》作"结"。
❷ 乾：《重订》作"结"。

服，不拘时候。

香墨汁

治鼻衄不止。

香墨　葱汁

上件药，以葱汁磨墨，滴少许于鼻中即止。

天门冬汤

治思虑伤心，吐衄不止。

远志去心，甘草水煮　白芍药　天门冬去心　麦门冬去心　黄芪去芦　藕节　阿胶蛤粉炒　没药　当归去芦　生地黄各一两　人参　甘草炙。各半两

上㕮咀，每服四钱，水一盏半、姜五片煎至八分，去滓，温服，不拘时候。

大蓟散

治饮啖辛热，热邪伤肺，呕吐出血一合或半升许，名曰肺疽。

大蓟根洗　犀角镑　升麻　桑白皮炙　蒲黄炒　杏仁去皮、尖桔梗去芦，炒。各一两　甘草炙，半两

上㕮咀，每服四钱，水一盏半、姜五片煎至八分，去滓，温服，不拘时候。

加味理中汤

治饮酒伤胃，遂成呕吐，物与气上冲，与血吐出，或心腹疼痛，自汗，名曰伤胃呕血。

人参　干姜炮　白术各一两　干葛　甘草炙。各半两

上为细末，每服三钱，水一大盏煎至七分，去滓，温服，不拘时候。

夺命散

治金疮打损，及从高坠下，木石所压，内损瘀血，心腹疼

痛，大小便不通，气绝欲死。

红蛭用石灰慢火炒令焦黄色，半两　大黄二两　黑牵牛二两

上件为末，每服三钱，用热酒调下，如人行四五里，再用热酒调牵牛末二钱催之，须脏腑转下恶血成块或成片，恶血尽即愈。

鸡苏散

治劳伤肺经，唾内有血，咽喉不利。

鸡苏叶　黄芪去芦　生地黄洗　阿胶蛤粉炒　白茅根各一两
桔梗去芦　麦门冬去心　蒲黄炒　贝母去心　甘草炙。各半两

上哎咀，每服四钱，水一盏半、姜五片煎至七分，去滓，温服，不拘时候。

藕汁饮

治吐血、衄血不止。

生藕汁　生地黄汁　大蓟汁各三合　生蜜半匙

上件药汁，调和令匀，每服一小盏，细细冷呷之，不拘时候。

卷之五

水肿论治

论曰：水肿为病，皆由真阳怯少，劳伤脾胃，脾胃既寒，积寒化水。盖脾者土也，肾者水也。肾能摄水，脾能舍水。肾水不流，脾舍埋塞，是以上为喘呼咳嗽，下为足膝胕肿，面浮腹胀，小便不利，外肾或肿，甚则肌肉崩溃，足胫流水，多致不救。岐伯所谓：水有肤胀、鼓胀、肠覃、石瘕，种类不一，皆聚水所致。夫水之始起也，目窠微肿，如卧蚕起之状，颈脉动，喘，时咳。阴股间寒，足胫肿，腹乃大，为水已成。以手按其腹，随手而起，如裹水之状，此其候也。又有蛊胀，腹满不肿；水肿，面目四肢俱肿。治蛊以水药，治水以蛊药，非其治也。治疗之法，先实脾土，脾实则能舍水，土得其政，面色纯黄，江河通流，肾水行矣，肿满自消。次温肾水，骨髓坚固，气血乃从。极阴不能化水成冰，中焦温和，阴水泮流，然后肿满自消而形自盛，骨肉相保，巨气乃平。然此病证不可治者有五：第一，唇黑，伤肝；第二，缺盆平，伤心；第三，脐凸，伤脾；第四，背平，伤肺；第五，足平，伤肾。凡此五伤皆不可治。然水病最难治，特须慎于口味，戒房劳谑戏，若不能戒此，愈而复病者多矣。经云：治水之法，腰以上肿宜发汗，腰以下肿宜利小便。此至当之论。然肿满最慎于下，当辨其阴阳。阴水为病，脉来沉迟，色多青白，不烦不渴，小便涩少而清，大腑多泄，此阴水也，则宜用以温暖之剂，如实脾散、复元丹是也；阳水为病，脉来沉数，色多黄赤，或烦或渴，小便赤涩，大腑多闭，此阳水也，则宜用清平之药，如疏凿饮子、鸭头圆是也。又有年少，血热生疮，变为肿满，烦渴，小便少，此为热肿，《素问》所谓"结阳者肿四肢"是也。

实脾散

治阴水，先实脾土。

厚朴去皮，姜制，炒　白术　木瓜去瓤　木香不见火　草果仁　大腹子　附子炮，去皮、脐　白茯苓去皮　干姜炮。各一两　甘草炙，半两

上㕮咀，每服四钱，水一盏半、生姜五片、枣子一枚煎至七分，去滓，温服，不拘时候。

复元丹

治阴水，次温肾水。

附子炮，二两　木香煨　茴香炒　川椒炒出汗　独活去芦　厚朴姜制，炒　橘红　吴茱萸炒　桂心不见火　白术　肉豆蔻面裹煨　槟榔各半两　泽泻一两

上为细末，面糊为圆如梧桐子大。每服七十圆，用紫苏汤送下，空心、食前。

疏凿饮子

治水气，通身洪肿，喘呼气急，烦躁多渴，大小便不利，服热药不得者。

泽泻　赤小豆炒　商陆　羌活去芦　大腹皮　椒目　木通　秦艽去芦　槟榔　茯苓皮

上等份，㕮咀，每服四钱，水一盏半、生姜五片煎至七分，去滓，温服，不拘时候。

鸭头圆

治水肿，面赤烦渴，面目肢体悉肿，腹胀喘急，小便涩少。

甜葶苈_{略炒} 猪苓_{去皮} 汉防己_{以上各一两}

上为细末，绿头鸭血为圆如梧桐子大。每服七十圆，用木通汤送下。

麻黄甘草汤

治水肿，从腰以上俱肿，以此汤发汗。

麻黄_{去根节，四两} 甘草_{二两}

上㕮咀，每服三钱，水一盏半，煮麻黄再沸，内甘草煎至八分，取汗，慎风冷。有人患气促，积久不瘥，遂成水肿，服之有效。但此药发表，老人、虚人不可轻用，更宜详审。

赤小豆汤

治年少血气俱热，遂生疮疥，变为肿满，或烦或渴，小便不利。

赤小豆_炒 当归_{去芦，炒} 商陆 泽泻 连翘仁 赤芍药 汉防己 木猪苓_{去皮} 桑白皮_炙 泽漆_{以上各半两}

上㕮咀，每服四钱，水一盏半、生姜五片煎至八分，去滓，温服，不拘时候。热甚者，加犀角二钱半。

三仁圆

治水肿喘急，大小便不利。

郁李仁 杏仁_{炮，去皮、尖} 薏苡仁_{以上各一两}

上为细末，用米糊为圆如梧桐子大。每服四十圆，不拘时候，米饮下。

涂脐膏

治水肿，小便绝少。

地龙 猪苓_{去皮} 针砂_{以上各一两}

上为细末，擂葱涎调成膏，敷脐中，约一寸高阔，绢帛束之，以小便多为度，日两易。

加味肾气圆

治肾虚腰重脚肿，小便不利。

附子炮，二两　白茯苓去皮　泽泻　山茱萸取肉　山药炒　车前子酒蒸　牡丹皮去木。各一两　官桂不见火　川牛膝去芦，酒浸　熟地黄各半两

上为细末，炼蜜为圆如梧桐子大。每服七十圆，空心，米饮下。

蛊毒论治

论曰：经书所载蛊毒有数种，闽中山间人造作之。以虫蛇之类，用器皿盛贮，听其互相食啖，有一物独存者，则谓之蛊。取其毒于酒食中，能祸于人。中其毒也，令人心腹绞痛，如有物咬，吐下血皆如烂肉，若不即治，蚀人五脏即死。然此病有缓有急，急者仓卒十数日便死，缓者延引岁月，游周腹内，气力羸惫，骨节沉重，发即心痛烦躁，而病人所食之物亦变化为蛊，渐侵食腑脏则死矣。死则病流注，染著旁人，遂成蛊注也。欲验之法，令病人唾水，沉者是蛊，不沉者非蛊也。或含一大豆，豆胀皮脱者蛊也，豆不烂脱非蛊也。以鹄皮至病人卧下，勿令病人知，病剧者是蛊，病不剧者非蛊也。治疗之法，不可作他病治之，切须审细，古人以败鼓皮烧灰，米饮服方寸匕。须臾自呼蛊家姓名，令呼唤将去则愈。凡中毒，嚼生黑豆不腥，白矾味甘，皆中毒也。

丹砂圆

治蛊毒。

雄黄别研　朱砂别研。各半两　藜芦略炒　鬼臼　巴豆去皮、心、油。各一分

上为细末，炼蜜为圆如大豆大。每服三圆，空心，煎干姜汤送下，当转下恶物并蛊毒等，当烦闷，后以鸭为羹食之。

雄麝散

治五种蛊毒。

雄黄末　麝香末各一字

上件药，取生羊肺如指大，以刀开，内雄黄等末，以肺裹吞之。

矾灰散

治中诸物毒。

晋矾　建茶各等份

上件药为细末，每服二钱，新汲水调下，得吐即效，未吐再服。

胀满论治

论曰：胀满者，俗谚所谓膨脝是也。《内经》：问：人有病，旦食不能暮食，此为何病？岐伯对曰：名曰鼓胀，治之以鸡矢醴，一剂至二剂已。治法虽详，而不论其病之所由生，故切有疑焉。大抵人之脾胃，主于中州，大腹、小腹是其候也。若阳气外强，阴气内正，则脏气得其平，病何由生？苟或将理失宜，风寒暑湿得以外袭，喜怒忧思得以内伤，食啖生冷，过饮寒浆，扰动冲和，如是阴气当升而不升，阳气当降而不降，中焦痞结，必成胀满。胀满不已，变证多端，或肠鸣气走漉漉有声，或两胁腰背痛连上下，或头痛呕逆，或胸满不食，或大小便为之不利，未有不因胀满而枝蔓焉。更有五疸、水气、脚气及妇人血膨，令人胀满。若论其脉，脉浮者可治，脉虚小者为难治。

平肝饮子

治喜怒不节，肝气不平，邪乘脾胃，心腹胀满，连两胁妨闷，头晕呕逆，脉来浮弦。

防风去芦　桂枝不见火　枳壳去瓤，麸炒　赤芍药　桔梗去芦，剉，炒。各一两　木香不见火　人参　槟榔　当归去芦，酒浸　川芎　橘红　甘草炙。各半两

上㕮咀，每服四钱，水一盏半、姜五片煎至七分，去滓，温服，不拘时候。

紫苏子汤

治忧思过度，邪伤脾肺，心腹膨胀，喘促胸满，肠鸣气走，漉漉有声，大小便不利，脉虚紧而涩。

紫苏子一两　大腹皮　草果仁　半夏汤泡七次　厚朴去皮，姜制，炒　木香不见火　橘红　木通　白术　枳实去瓤，麸炒　人参　甘草炙。各半两

上㕮咀，每服四钱，水一盏半、生姜五片、枣二枚煎至七分，去滓，温服，不拘时候。

枳实汤

治腹胀发热，大便秘实，脉多洪数，此名热胀。

枳实去瓤，麸炒，半两　厚朴姜制，炒，一两　大黄酒蒸　甘草炙。各三钱　桂心不见火，二钱半

上㕮咀，每服四钱，水一盏半、生姜五片、枣二枚煎至七分，去滓，温服，不拘时候。呕者，加半夏一两。

朴附汤

治老人、虚人中寒下虚，心腹膨胀，不喜饮食，脉来浮迟而弱，此名寒胀。

附子炮，去皮　厚朴姜制，炒

上二味等份，哎咀，每服四钱，水二盏、姜七片、枣子二枚煎至八分，去滓，温服，不拘时候。少加木香尤佳。

强中汤

治脾胃不和，食啖生冷，过饮寒浆，多致腹胀，心下痞满，有妨饮食，甚则腹痛。

干姜炮，去土　白术各一两　青皮去白　橘红　人参　附子炮，去皮、脐　厚朴姜制，炒　甘草炙。各半两　草果仁　丁香各三两

上哎咀，每服四钱，水一盏半、生姜五片、大枣二枚煎至七分，去滓，温服，不拘时候。呕者，加半夏半两；或食面致胀满，加萝卜子半两。

桂香圆

治大人小儿过食杂果，腹胀气急。

肉桂不见火，一两　麝香别研，一钱

上为细末，饭圆如绿豆大。大人十五圆，小儿七圆，不拘时候，熟水送下。未瘥再服。

独圣汤

治脾胃不足，过食瓜果，心腹胀坚，痛闷不安。

盐五合

上用水一升煎消，顿服，自吐下即定。或因食麦令人腹胀，暖酒和姜汁饮一两杯即消。

大正气散

治脾胃怯弱，风寒湿气伤动冲和，心腹胀满，有妨饮食。

厚朴姜制，炒　藿香叶　半夏汤泡七次　橘红　白术各一两　甘草炙　槟榔　桂枝不见火　枳壳去瓤，麸炒　干姜炮。各半两

上哎咀，每服四钱，水一盏半、生姜五片、枣子二枚煎至七分，去滓，温服，不拘时候。

积聚论治

论曰：夫积有五积，聚有六聚。积者，生于五脏之阴气也；聚者，成于六腑之阳气也。此由阴阳不和，脏腑虚弱，风邪抟之，所以为积为聚也。有如忧、思、喜、怒之气，人之所不能无者，过则伤乎五脏，逆于四时，传克不行，乃留结而为五积。故在肝曰肥气，在心曰伏梁，在脾曰痞气，在肺曰息贲，在肾曰奔豚。其名不同，其证亦异。肥气之状，在左胁下，大如覆杯，肥大而似有头足，是为肝积，诊其脉弦而细，其色青，其病两胁下痛，牵引小腹，足寒转筋，男子为积疝，女子为瘕聚。伏梁之状，起于脐上，其大如臂，上至心下，犹梁之横架于胸膈者，是为心积，诊其脉沉而芤，其色赤，其病腹热面赤，咽干心烦，甚则吐血，令人食少，肌瘦。痞气之状，留在胃脘，覆大如杯，痞塞不通，是为脾积，诊其脉浮大而长，其色黄，其病饥则减，饱则见，腹满呕泄，足肿肉削，久不愈，令人四肢不收。息贲之状，在右胁下，覆大如杯，喘息奔溢，是为肺积，诊其脉浮而毛，其色白，其病气逆背痛，少气喜忘，目瞑，肤寒，皮中时痛，或如虱缘，或如针刺。奔豚之状，发于小腹，上至心下，上下无时，有若豚走之状，是为肾积，诊其脉沉而急，其色黑，其病饥则见，饱则减，小腹里急，腰痛口干，目昏骨冷，久不愈，令人骨痿少气。又如六聚之成于六腑则异是矣，何者？六腑属于三阳，太阳利清气，阳明泄浊气，少阳化精气，有如都会之腑，主转输以为常也。夫苟六腑失常，则邪气聚而不散，始发既无根本，上下无所留止，其痛亦无常处，故在上则格，在下则胀，傍攻两胁，如有杯块，易于转动，故非五积之比也。凡诊其脉快而紧者，积聚也；脉浮而牢者，积聚也；脉横者，胁下有积聚也；

脉来小沉实者，胃中有积聚也。大抵病各有证，治各有方。如诊心腹积聚，其脉牢强急者生，虚弱急者死。又诸脉实强者生，沉小者死，此又不可不察也。

香棱圆

治五积，破痰癖，消癥块及冷热积聚。

木香不见火　丁香各半两　京三棱细剉，酒浸一宿　枳壳去瓤，麸炒　蓬术细剉，每一两用去壳巴豆三十粒，同炒巴豆黄色，去巴豆不用　青皮去白　川楝子剉，炒　茴香炒。各等份

上为细末，醋煮面糊为圆如梧桐子大，以朱砂研极细为衣。每服二十圆，炒生姜盐汤下，温酒亦得，不拘时候。

妙应圆

治老人、虚人一切虚寒，痃癖积块，攻胀疼痛。

黑附子二枚，各重七钱，去皮、脐，剜作罐子　硇砂三钱，用水一盏化在盏中，火上熬干，秤　木香不见火，七钱半　破故纸微炒　荜茇各一两

上将飞过硇砂末分入附子瓮内，却用剜出附子末盖口，用和成白面裹药半指厚，慢炭火内煨令黄色，去面，同木香等为细末，却将原裹附子熟黄面为末，醋调煮糊为圆如绿豆大。每服十五圆至二十圆，食后，生姜汤送下。

磨积圆

治肠胃因虚气癖于盲膜之外，流于季胁，气逆息难，揭日频年，医所不治，久则营卫停凝，一日败浊，溃为痈脓，多至不救。

胡椒一百五十粒　木香不见火，二钱半　全蝎去毒，十个

上为细末，粟米饮为圆如绿豆大。每服十五圆，橘皮汤吞下。

大七气汤

治六聚，状如癥瘕，随气上下，发作有时，心腹疠痛，攻刺腰胁，上气窒塞，喘咳满闷，小腹䐜胀，大小便不利，或复泄泻，淋沥无度。

京三棱　蓬术　青皮去白　陈皮去白　藿香叶　桔梗去芦, 剉, 炒　肉桂不见火　益智仁各一两半　甘草炙, 三分　香附子炒去毛, 一两半

上为㕮咀，每服五钱，水二盏煎至一盏，去滓，温服，食前。

宿食论治

论曰：《难经》云：脾气通于口，口和则知谷味矣；心气通于舌，舌和则知五味矣。是知谷味、五味莫不经由口舌而入于胃也。善摄生者，谨于和调，使一饮一食入于胃中，随消随化，则无滞留之患。若禀受怯弱，饥饱失时，或过餐五味、鱼腥、乳酪，强食生冷果菜，停蓄胃脘，遂成宿滞。轻则吞酸呕恶，胸满噫噎，或泄或痢，久则积聚，结为癥瘕，面黄羸瘦，此皆宿滞不消而生病焉。大率才有停滞，当量人虚实，速宜克化之，不可后时，养成沉疴也。

黑圆子

治中脘有宿食，吞酸恶心，口吐清水，噫宿腐气，或心腹疼痛，及中虚积聚，飧泄，赤白痢下。

乌梅肉七个　百草霜三分　杏仁去皮、尖, 别研, 三七枚　巴豆去壳并油, 二枚　半夏汤泡七次, 九枚　缩砂三七枚

上为细末，和匀，用薄糊为圆如黍米大。每服十五圆，加至二十圆，用熟水送下，姜汤亦得，更看虚实增损圆数。或因食生

冷、鱼脍得腐，用治中汤送下亦可。

如意圆

治虚中积冷，气弱有伤，不能传化，心下坚痞，两胁胀满，心腹疼痛，噫宿腐气，及霍乱吐泻，米谷不消，久痢赤白，脓血相杂，久病黄色羸瘦，及腹中一切食癥之疾，并皆治之。

枳壳去瓤　槟榔　橘红　半夏汤泡七次　蓬术　京三棱　干姜泡　黄连去须。各二两　巴豆三七粒，连壳用

上件，除巴豆外，剉如豆大，用好醋煮干，去巴豆，余药焙，为细末，薄糊为圆如绿豆大。每服十圆，加至十五圆，用茶清、姜汤任下，食后、临卧。有孕妇人不宜服。

阿魏圆

治脾胃怯弱，食肉食面，或食生果，停滞中焦，不能克化，致腹胀疼痛，呕恶不食，或痢或秘，悉主之。

阿魏酒浸化，旋入　官桂不见火　蓬术炮　麦蘖炒　神曲炒青皮去白　萝卜炒　白术　干姜炮。各半两　百草霜三钱　巴豆去壳、油，三七个

上件十味为细末，和匀，用薄糊为圆如绿豆大。每服二十圆，不拘时，姜汤送下。面伤，用面汤送下；生果伤，用麝香汤送下。

痢疾论治

论曰：今之所谓痢疾者，即古方所谓滞下是也。盖尝推原其故矣。胃者，脾之腑也，为水谷之海，荣卫充焉；大肠者，肺之腑也，为传导之官，化物出焉。夫人饮食起居失其宜，运动劳役过其度，则脾胃不充，大肠虚弱，而风冷暑湿之邪得以乘间而入，故为痢疾也。大凡伤热则为赤，伤冷则为白，伤嘉风则纯下

清血，伤湿则下如豆羹汁，冷热交并则赤白兼下。或饮服冷酒物，恣情房室，劳伤精血，而成九毒痢者，虽可因证辨治，然常叹世之人初感此病，往往便用罂粟壳、石榴皮、诃子、肉豆蔻辈以止涩之，殊不知痢疾多因饮食停滞于肠胃所由致，倘不先以巴豆等剂以推其积滞、逐其邪秽，鲜有不致精神危困、久而羸弱者。余尝鉴焉。每遇此证，必先导涤肠胃，次正根本，然后辨其风冷暑湿而为之治法，故伤热而赤者则清之，伤冷而白者则温之，伤风而纯下清血者则祛逐之，伤湿而下豆羹汁者则分利之。又如冷热交并者则温凉以调之，伤损而成久毒痢者则化毒以保卫之。夫如是，药无不应而疾无不愈者矣。虽然，又当观脉之虚实何如耳。如下痢脉微小者生，脉浮洪者难治。肠澼频下脓血者，诊脉宜滑大也，若弦急者必死。又身寒则生，身热则死。苟临病之际，由此验治，万不失一矣。

黑圆子

治脾胃怯弱，饮食过伤，留滞不化，遂成痢下，宜速进此药推导，更须斟酌受病深浅，增损圆数，还当逐尽积滞方佳。却徐徐补养之_{方见宿食门中}。

恐此药仓卒不能办，止用《局方》感应圆加少巴豆为圆服之亦佳。

四味阿胶圆

治夹热下痢，其色黄，烦躁多渴，脐腹疼痛，小便不利。

黄连_{去须，四两}　茯苓_{去皮，二两}　赤芍药_{三两}　阿胶_{蛤粉炒，一两}

上为细末，醋糊为圆如梧桐子大。每服五十圆，空心、食前，用米饮送下。

驻车圆

治冷热不调，下痢赤白，日夜无度，腹痛不可忍者。

黄连去须，六两　阿胶蛤粉炒　当归去芦，洗，焙。各三两　干姜炮，二两

上为细末，醋煮米糊为圆如梧桐子大。每服五十圆，加至七十圆，空心，用米饮送下。

胃风汤

治风冷乘虚入客肠胃，水谷不化，泄泻注下，脐腹虚满，肠鸣疠痛，及肠胃受湿，下如豆羹汁，或下瘀血，日夜无度，并宜服之。

人参　白茯苓　川芎　桂心不见火　当归去芦　白芍药　白术　甘草

上等份，㕮咀，每服四钱，水一盏半入粟米百余粒煎至七分，去滓，空心，稍热服。

乌梅圆

治热留肠胃，下痢纯血，脐腹疠痛，或先经下痢未断，服热药，蕴毒伏热渗成血痢，皆治之。

乌梅肉二两　黄连去须，三两　当归去芦　枳壳去瓤，麸炒。各一两

上为细末，醋糊为圆如梧桐子大。每服七十圆，空心、食前，米饮送下。

当归圆

治冷留肠胃，下痢纯白，腹痛不止。

当归　芍药　附子炮，去皮、脐　白术　干姜炮　厚朴姜汁制　阿胶蛤粉炒。各一两　乌梅肉二两

上为细末，醋糊为圆如梧桐子大。每服五十圆，空心，用米饮送下。

香茸圆

治下痢危困。

麝香半钱，别研，临时入　鹿茸燎去皮毛，酥炙，一两

上鹿茸为细末，方入麝香，以灯心煮枣肉为圆如梧桐子大。每服五十圆，空心、食前，用米饮送下。若每料添滴乳香半两，尤有效。

茜根圆

治一切毒痢及蛊注痢，血下如鸡肝，心烦腹痛。

茜根洗　川升麻　犀角镑　地榆洗　当归去芦，洗　黄连去须　枳壳去瓤，麸炒　白芍药

上等份，为细末，醋煮米糊为圆如梧桐子大。每服七十圆，空心、食前，米饮送下。

秘结论治

论曰：《素问》云：大肠者，传导之官，变化出焉。平居之人，五脏之气贵乎平顺，阴阳二气贵乎不偏，然后精液流通，肠胃益润，则传送如经矣。摄养乖理，三焦气涩，运掉不行，于是乎壅结于肠胃之间，遂成五秘之患。夫五秘者，风秘、气秘、湿秘、寒秘、热秘是也。更有发汗，利小便，及妇人新产亡血，走耗津液，往往皆令人秘结。燥则润之，涩则滑之，秘则通之，寒则温利之，此一定之法也。

麻仁圆

治肠胃不调，热结秘涩。

大麻仁别研如膏　川大黄剉碎，微炒　厚朴去皮，剉，姜制，炒　赤芍药各二两　杏仁去皮、尖，别研　枳实去瓤，麸炒。各一两

上为细末，炼蜜为圆如梧桐子大。每服七十圆，空心，米饮送下，以利为度。强羸临时加减。

枳壳圆

治肠胃气壅风盛，大便秘实。

皂角一锭，去黑皮，微炒　枳壳去瓤，麸炒　川大黄二两，剉，微炒　羌活去芦　木香不见火　橘红　桑白皮蜜水炙　香白芷各二两

上为细末，炼蜜为圆如梧桐子大。每服七十圆，空心，米饮、姜汤任下。

半硫圆

治年高冷秘，及癖癖冷气。

生硫黄研细　半夏汤浸，焙，取末

上等份，和匀，用生姜自然汁打面糊为圆如梧桐子大。每服五十圆，空心，温酒、姜汤任下。

橘杏圆

治气秘，老人、虚弱人皆可服。

橘红取末　杏仁汤浸，去皮、尖

上二味等份，和匀，炼蜜为圆如梧桐子大。每服七十圆，空心，用米饮送下。

紫苏麻仁粥

此药顺气，滑大便。

紫苏子　麻子仁

上二味不拘多少，研烂，水滤取汁，煮粥食之。

槟榔散

治肠胃有湿，大便秘涩。

槟榔不拘多少

上为细末，每服二钱，用蜜汤点服，不拘时候。

润肠圆

治发汗、利小便亡津液，大腑秘，老人、虚人皆可服。

肉苁蓉_{酒浸，焙，二两}　沉香_{别研，一两}

上为细末，用麻子仁汁打糊为丸如梧桐子大。每服七十丸，空心，用米饮送下。

蜜兑法

蜜三合，入猪胆汁两枚在内，煎如饧，出，冷水中捏如指大，长三寸许，纳下部，立通。

泄泻论治

论曰：《素问》曰：春伤于风，夏必飧泄，邪气留连，乃为洞泄。此由荣卫不足，腠理空疏，春伤于风，邪气留连于肌肉之内，后因肠胃虚怯，以乘袭之，遂成泄泻。又云：湿胜则濡泻。寒甚为泄，暑热乘之，亦为泄。至于七情伤感，脏气不平，亦致溏泄。邪气久客肠胃，则为不禁之患矣。医疗之法，寒则温之，风则散之，热则清之，湿则分利之，此不易之法。其如饮食不节，过食生冷而成泄泻者，乃由中州不运，脾胃有伤也。但停滞泄泻一证，直须积滞已消，然后用以断下药。今人往往便固止之，蕴积于中，而成痢疾者多有之。其如七情伤感所致，兼以调气药，随证主治，则不失其机要矣。大抵滑泄一证，最忌五虚。五虚者，脉细、皮寒、少气、前后泄痢、饮食不入，得此必死。其有生者，浆粥入胃，泄注止则虚者活，诚哉斯言也！

胃风汤

治肠胃不足，风冷乘之，水谷不化，泄泻注下，腹中虚满，及肠胃受湿，下如豆汁，或下瘀血，日夜无度，并宜服之_{方载痢疾门中}。

加味五苓散

治伏暑热二气及冒湿，泄泻注下，或烦，或渴，或小便不利。

赤茯苓去皮　泽泻　木猪苓去皮　肉桂不见火　白术各一两
车前子半两

上㕮咀，每服四钱，水一盏半、生姜五片煎至八分，去滓，温服，不拘时候。或进来复丹亦可。

戊己圆

治脾胃不足，湿热乘之，泄泻不止，米谷不化，肠鸣腹痛。

黄连去须　吴茱萸　白芍药各等份

上为细末，米糊为圆如梧桐子大。每服五十圆，空心，用米饮送下。

火轮圆

治肠胃虚寒，心腹冷痛，泄泻不止。

干姜炮　附子炮，去皮、脐　肉豆蔻面裹煨

上等份，为细末，米糊为圆如梧桐子大。每服五十圆，空心，米饮送下。

白术附子汤

治肠胃虚湿，肠鸣泄泻，或多自汗。

白术二两　附子炮　茯苓去皮。各一两

上㕮咀，每服四钱，水一盏半、生姜七片、枣子一枚煎至七分，去滓，温服，不拘时候。

四柱散

治元脏气虚，真阳耗散，两耳常鸣，脐腹冷痛，头旋目晕，四肢怠倦，小便滑数，泄泻不止。

白茯苓去皮　附子炮，去皮、脐　人参　木香不见火。各一两

上为细末，每服三钱，水一盏半、生姜五片，入盐少许，煎至七分，食前温服。滑泄不止，加肉豆蔻、诃子煎，名曰六

柱散。

禹余粮圆

治肠胃虚寒，滑泄不禁。

禹余粮石煅　赤石脂煅　龙骨　荜茇　诃子面裹煨　干姜炮

肉豆蔻面裹煨　附子炮

上等份，为细末，醋糊为圆如梧桐子大。每服七十圆，米饮送下，食前。

加味治中汤

治脾胃不足，饮食不节，过食生冷，肠鸣腹痛，泄泻注下。

干姜炮　白术　青皮去白　陈皮去白　缩砂仁各一两　人参去

芦　甘草炙。各半两

上吹咀，每服四钱，水一盏半、生姜五片、枣子一枚煎至七分，去滓，温服，不拘时候。或兼进感应圆。

卷之六

五痔论治

论曰：痔凡有五，即牡痔、牝痔、肠痔、脉痔、血痔是也。《素问》曰：因而饱食，筋脉横解，肠澼为痔。多由饮食不节，醉饱无时，恣食肥腻，久坐湿地，情欲耽着，久忍大便，遂使阴阳不和，关格壅塞，风热下冲，乃成五痔。肛门生疖，或左或右，或内或外，或状如鼠奶，或形似樱桃，或脓或血，或痒或痛，或软或硬，或礨或肿，久而不治，则成漏矣。治之之法，切不可用以毒药，亦不可轻易割取，多致淹忽，惟当用稳重汤剂徐徐取效，不可不知。

猬皮圆

治五种痔漏。

猪左足悬蹄烧灰存性　猬皮一枚，烧灰存性　黄牛角䚡烧灰存性　贯众　槐角子炒　雷圆　鸡冠花　槐花炒　油发灰　黄芪去芦　香白芷　当归去芦，酒浸　枳壳去瓤，生用　玄参　黄连去须　防风去芦　鳖甲醋煮。各半两　麝香别研，半分

上为细末，米糊为圆如梧桐子大。每服七十圆，加至一百圆，空心，米饮送下。年高、虚弱、寒湿痔疾，不宜服之。

黄芪圆

治五痔出血疼痛。

楮藤子煨，用肉，半两　川续断酒浸　黄芪去芦　贯众　附子炮，去皮脐　黄矾别研　刺猬皮烧灰　当归去芦，酒浸　阿胶蛤粉炒。

各一两 麝香别研,一字

上为细末,米糊为圆如梧桐子大。每服七十圆,空心,米饮送下。气壮多热之人不宜服此。

蜗牛膏

敷痔有效。

蜗牛一枚 麝香三分❶

上用小砂合子盛蜗牛,以麝香掺之,次早取汁,涂痔处。

枯矾散

治五痔痒多痛少,或脓或胀,或漏血不止。

白矾枯,半钱 脑子一字,别研

上二味为末,先用鱼腥草煎汤,放温洗痔,次用药少许掺患处。

肠风脏毒论治

论曰:夫肠风脏毒下血者,皆由饱食过度,房室劳损,坐卧当风,恣餐生冷,或啖炙煿,或饮酒过度,或营卫气虚,风邪冷气进袭脏腑,因热乘之,使血性流散,积热壅遏,血渗肠间,故大便下血。血清而色鲜者,肠风也;浊而色黯者,脏毒也;肛门射如血线者,虫蛀也;又有阳气不升,血随气降而下血者,下虚也。下血之脉,脉多洪大而芤。盖弦者,劳也;芤者,下血也。治疗之法,风则散之,热则清之,寒则温之,虚则补之。治法合宜,无不效者矣。

加减四物汤

治肠风下血不止。

---

❶ 三分:原缺。据《重订》及四库本补。

侧柏叶　生地黄洗　当归去芦，酒浸　川芎各一两　枳壳去瓤，炒　荆芥穗　槐花炒　甘草炙。各半两

上㕮咀，每服四钱，水一盏半、生姜三片、乌梅少许煎至七分，去滓，温服，空心、食前。

蒜连圆

治脏毒下血。

鹰爪黄连去须，不拘多少

上为细末，用独蒜头一颗，煨香熟，研和，入臼杵熟，圆如梧桐子大。每服三四十圆，空心，陈米饮送下。

香梅圆

治肠风脏毒。

乌梅同核烧灰存性　香白芷不见火　百药煎烧灰存性

上等份为末，米糊为圆如梧桐子大。每服七十圆，空心，用米饮送下。

猬皮圆

治虫痔下血方见痔疾门。

断红圆

治阳虚，脏腑久而肠风痔疾，下血不止，或所下太多，面色痿黄，日渐羸瘦。

侧柏叶微炒黄　川续断酒浸　鹿茸燎去毛，醋煮　附子炮，去皮、脐　黄芪去芦　阿胶剉，蛤粉炒成珠子　当归去芦，酒浸。各一两　白矾枯，半两

上为细末，醋煮米糊为圆如梧桐子大。每服七十圆，空心、食前，用米饮送下。

痈疽论治

论曰：夫发背痈疽者，诸方载之备矣。夫痈疽本乎一证，然受病之所与外证颇有异焉。盖痈者，六腑不和之所生；疽者，五脏不调之所致。六腑主表，其气浅，故痈皮薄而肿高；五脏主里，其气深，故疽皮厚而肿坚。多由喜怒忧思，饥饱劳逸，或服丹石，或餐炙煿酒面，温床厚被，尽力房室，或外因风热、风湿所伤，遂使阴阳蕴结，荣卫为之壅滞，阳滞于阴则生痈，阴滞于阳则生疽。凡此二毒，发无定处，当以脉别之。诸浮数之脉，应当发热，而反洒淅恶寒，若有痛处，乃发痈也。脉数，发热而疼者，发于阳也。脉不数，不发热而疼者，发于阴也，不疼尤是恶证。且痈疽初生如黍粟粒许大，或痒或痛，其状至微，此实奇患，惟宜速疗。速疗之法，初觉之时，并宜灼艾，痛则灸至痒，痒则灸至痛，自然毒气随火而散也。若不早治，礜痛滋蔓，结成痈疽，却当详其虚实，分其冷热，寒则温之，热则清之，虚则补之，实则泻之，导以针石，灼以艾炷，治法合宜，未有不全济者也。然痈疽证有安危，此又不可不别，古人所谓五善七恶是也。烦躁时嗽，腹痛渴甚，或泄痢无度，或小便如淋，一恶也；脓血大泄，肿痛尤甚，脓色败臭，痛不可近，二恶也；喘粗气短，恍惚嗜卧，三恶也；目视不正，黑睛紧小，白睛青，瞳子上青者，四恶也；肩项不便，四肢沉重，五恶也；不能下食，服药则呕，食不知味，六恶也；声嘶色脱，唇鼻青赤，面目四肢浮肿，七恶也。动息自宁，食饮知味，一善也；便利调匀，二善也；脓溃肿消，色鲜不臭，三善也；神彩精明，语声清朗，四善也；体气和平，五善也。若五善见三则瘥，七恶见四则必危。五善并至则善无以加也，七恶并臻则恶之剧矣。诊其脉弦洪相抟，外急内热，欲发痈疽，脉来细沉时直者，身有痛肿。肺肝俱数，即发痈疽，四肢沉重，肺脉大即死。凡痈疽脉洪大者难治，脉微涩者易愈。近嵇大夫乃北人，有药方一宗，甚宝秘之。持以献赵龙学，继而用和得之，屡试屡效，谩载于后，以为治备之要。

嵇论治法：嵇云：金人大定间，有遇异人传狗宝圆，得之者以献之伪主。其后，嵇乃事伪朝，以外科奉御，疗将士金疮有功，金主以其本赐焉。嵇治疗凡痈疽、疔漏、恶疮，皆先以狗宝圆为第一义，先投狗宝圆半时，次投热葱粥以助之，厚被盖覆病者，使汗出周浃，则毒势随汗而解。若汗不出，则不可疗矣。汗罢则疮之陷者必起，散者必聚。次以乌龙膏敷其肿，若肿之外有赤晕者，则以解毒散敷之。凡敷药，必先自外向里涂之，看正疮大小，凡正疮之上并不许加份毫药。每日随证服五香连翘汤、十奇散、绿豆粉等药。大率以狗宝圆为先，以乌龙膏、解毒散次之，而服饵之药则随脉气阴阳虚实而用之，空心必服加减八味圆以助元气。俟疮溃，以针决去败脓讫，然后以乳香膏敷正疮之上，若尚有未尽脓，则于膏药当中直剪一路以通脓水。脓欲尽，以生肌散敷疮口，仍以乳香膏覆之，更不须剪破膏药。乳香膏一日一换，俟疮口欲合，即更不换膏药矣。乌龙膏之功在于消肿，解毒散之功在于收晕，晕收即不须用解毒散，而乌龙膏直俟疮溃败、脓出尽然后已，此其大略也。

嵇云：诸疮莫急于疔疮。有鱼眼疔，多发于足，非神手不能治也。大凡治疔疮，先以披头针当头刺之，直至患者不知痛处，才引针而出，血随其流，则以蟾酥追毒丹纳之针孔中，仍以纸捻送下使近痛处，其上封以乳香膏，四傍肿处敷之乌龙膏。或有赤晕，敷以解毒并如前法。三两日疮溃，拔去，仍覆以乳香膏，脓尽生肌，并如前法。

嵇云：疽之证甚恶，多有陷下透骨者，服狗宝圆，疮四边必起，依前法用乌龙膏、解毒散讫，须用针刀开疮孔，其内已溃烂，不复知痛，乃纳追毒丹于孔中，以速其溃。既溃后，割去死肌，洗以猪蹄汤，敷以生肌散，覆以乳香膏。若证之善者，自然肿起红活，乃即如前法。

嵇云：痈之根脚浅而阔，倘治之迟则有溃烂肌肉之患，若久而不合，则多为漏疮。治痈已具于前。

嵇云漏疮当探其深浅。渠在北地时，有一人患漏疮于胁间，嵇以榆皮细枝刮去皮，取线以绵裹其尖，以线牢系之，以榆皮探疮中，疮之穴乃自胁而达于腰，在皮肤之间。嵇遂于病者腰间以针决破，用追毒丹三粒纳于疮中，三日即溃，而胁间之漏遂止，则脓悉自腰间针孔中出，脓尽生肌，遂愈。其服狗宝圆，敷乌龙膏、乳香膏、生肌散，并如前法。

嵇云治鱼眼疔之法，先以针刺之，不痛则疮根已走矣。用疗漏疮之法，以榆皮随俞穴所住探之，榆之所不及之处，则针破，引榆皮而出，再自针穴寻之。若针破处病人知痛，血出，则是活肌肉矣。即于针疮纳蟾酥丹，覆以乳香膏，再于正疮上针孔中纳蟾酥丹三二粒，仍覆以乳香膏，则其疔疮之根即回元所，溃而愈。

嵇云澄江治一妇人漏疮，此妇人先于小腹下成一漏疮，久又于背脊腰下成一疮，嵇以榆枝自背探之，乃直达于腹前之漏疮，嵇两用追毒丹、乳香膏、乌龙膏而愈。

嵇云：有丝疮证，乃疔疮之类，医若不识，无治法，害人最速。其疮生手足间，有黄泡，其中或紫黑色，即有一条红丝迤逦向上而生，若至心腹，则使昏乱不救。其红丝或有生两三条者。治法：以针横截红丝所至之处刺之止，使血出，以膏药敷之，更不复发动，即愈矣。此证得于喜怒不节，血气逆行而生。

内翰洪舜俞，以恶疮生上腭久不治，嵇云此名内疳疮，初发如莲花痔，根蒂小，而下垂及大。治法：以勾刀决断其根，烧铁器令七八分赤，烙之以止血，次以雄黄、轻粉、粉霜、香白芷、白蔹为散敷其上，令病人侧卧，以槐枝作枕支其牙颊间，毋使口合，一两时许，疮瘢定，令病者自便。治日得脓，便渐治之愈。若此证久不治，即四边肉渐成死肌。法用槐枝枕支起病者牙，毋使得合，以小镰去其恶肉令尽，即撒生肌散上，仍用乳香膏护之。自非饮食时，且令病者侧卧，支其牙颊，毋使合口，则津液不冲动疮药。三日后肌肉渐生，才可令病人自便无所碍矣。洪内翰云此证，缘医家不识则无治法，以至不救，良可惜也。此证得之薄劳，气血虚惫所致。

狗宝圆

专治痈疽发背，附骨疽，诸般恶疮。

狗宝一两，生用，癞狗腹中得之　蟾酥二钱　乳香别研　没药别研　雄黄　硇砂　轻粉　麝香　铅白霜　粉霜以上别研。各一钱　金头蜈蚣七个，头、尾、脚足，炙黄色，研如泥　乌金石即石炭，袁州萍乡县有之，二钱　鲤鱼胆七个，干者用之，去皮，腊月者尤佳　狗胆一个，干者用之，去皮，黑狗者、腊月者好　头首孩儿乳一合　黄蜡三钱

上先将头首儿乳、黄蜡放在铫内，文武火化开，用前药末和成剂，放在瓷器内。要用，旋圆如麻子大两圆，如病大，三圆，用白丁香七个，直者为妙，以新汲水化开，送下狗宝圆。腰以下病，食前服；腰以上，食后服。如人行三里，用热葱白粥投之，即以衣被盖定，汗出为度。以后只吃瓜齑白粥，常服十奇散。留头，四边以乌龙膏贴之。

乌龙膏

治一切肿毒痈疽，收赤晕。

木鳖子去壳　半夏各一两　小粉四两　草乌半两

上于铁銚内慢火炒令转焦，为细末，出火毒，再研细，以冷水调敷，一日一换。

解毒散

去热肿，收赤晕。

寒水石_{二两}　龙骨_{半两}　黄连_{去须}　黄柏_{各一两}　轻粉_{一份}

上为细末，和鸡子清调，以鸡羽扫疮上。若是热疮，加黄丹半两。

乳香膏

木鳖子_{去壳，细剉}　当归_{各一两}　柳枝_{二八寸，剉之}

上同以麻油四两，慢火煎令黑色，次用：

乳香　没药_{各半两}　白胶香_{明净者，四两，共研细，入油煎化，用}_{绵滤之}

上再事治之，炼药铁銚令极净，再倾前药油蜡在内，候温，入黄丹一两半，以两柳枝搅极得所，再上火煎，不住手搅，候油沸起，住搅，直待注在水中成珠不散为度。秋冬欲软，春夏欲坚，倾在水盆中出火毒，搜成剂收之。

追毒丹

治疽疮黑陷者。先用狗宝丸治，次以乌龙膏收肿，散毒，去赤晕，乃用针刀开疮，纳追毒丹，使之溃，然后去败肉排脓，随证治之。痈疽、疔疮、附骨疽，并皆治之。

巴豆_{七粒，去皮、心，不去油，研如泥}　白丁香_{一分}　雄黄　黄丹_{各二钱}　轻粉_{一分}　加蟾酥尤神速

上件研和，加白面三钱，滴水为丸如麦状。针破疮纳之，上覆以乳香膏，追出脓血毒物。漏疮四壁死肌不去不可治，亦以此法追毒，去死肌，乃养肉使愈矣。疾少者用一粒，大者加粒数用之。

生肌散

寒水石二钱　黄丹半钱　龙骨七钱　轻粉一钱

上干敷，上贴以乳香膏。

红膏药

治软痈及恶疮，风湿所抟，浑身疼痛。

沥青　白胶香各二两　黄蜡三钱

上同于铫内煎化，量用麻油三钱许，煎，滤于水盆中，揉成剂收之。每用，于水内捻作饼子，随疮大小贴之，上敷以纸。此药加当归一两于内，煎令黄色，滤去滓，于水盆内，取出药，揉成剂，再加乳香末各二钱，和为乳香膏尤佳。其加青黛者即名青金膏，其加黄丹者即名紫金膏，皆货药者诳人之术，其功用一而已矣。

十奇散一名十宣散

治痈疽化毒，未成速散，已成者速溃。

苦桔梗去芦　川当归去芦，酒浸　肉桂去粗皮，不见火　厚朴去皮，姜汁制　人参　防风去芦　川芎　白芷不见火　甘草生用　黄芪去芦，洗净，寸截，槌令扁，冷盐水润透，蒸，焙

上十味，各精选药材，晒干，焙至净方秤，人参、当归、黄芪各二两，余药各一两，除桂别研罗外，一处为细末，入和桂令匀，每服自三钱加至五钱六钱，无灰热酒调下，日夜各数服，以多为妙，服至疮口合，更服为佳，所以补前损、杜后患也。不饮酒人，浓煎木香汤下，然不若酒力之胜。或饮酒不多，不能勉强，以木香汤兼酒调下，功效当不减于酒。

五香连翘汤

治疽作二日后，宜以此汤与漏芦汤相间连日服之。

桑寄生无真者，宁缺之　木香不见火　连翘仁　沉香镑，不见火

黄芪去芦，生用　升麻　木通　射干　川独活去芦。各三两　丁香拣，不见火　乳香别研　大黄剉，炒　甘草生。各半两　麝香别研，一分半

上为粗末，和匀，每服四大钱，水一盏煎至八分，去滓，温服，不拘时候。

内托散

豆粉一两　乳香别研，半两

上为末，和匀，熟水调服。一方煎生甘草汤调下少许，时时细呷之，要药常在胸膈间。凡有疽疾，宜首先多服此药，一日连进十数服，三日内可免变证，使毒气出外。服之稍迟，毒气攻冲脏腑，渐作呕吐，后来多致咽喉口舌生疮，黑烂生菌，名曰心气绝，饮食、药饵无由可进。如疮发三五日之后，此药但可间服，当别用药以治疗。《杨氏家藏方》言：有人因鼻衄初愈，不曾表汗，余毒在经络，背发大疽，自肩下连腰胁肿甚，其坚如石，色极紫黑，医以凉药敷之，中夜大呕，乃连进此药四服，呕遂止，既而疮溃，出赤水淋漓，四十日而愈。又有患瘰疬者，痛过辄呕，服此药呕亦止。近见有人病疽，医者不肯用此药，恐伤脾胃，愚故引杨氏之言，以解世人之惑。

肺痈论治

论曰：夫肺痈者，由风寒之气内舍于肺，其气结聚所成也。盖肺为五脏之华盖，其位象天，候于皮毛，气之所主。将理失宜，劳伤气血，风寒得以乘之。盖寒则生热，风极亦生热，壅积不散，遂成肺痈矣。肺痈之状，寸口脉数而实，咳而胸内满，隐隐痛，两脚肿满，咽干口燥，烦闷多渴，时出浊唾腥臭，久久吐脓，状如粳米粥者难治，有脓而呕者不可治，呕脓而止者自愈。凡病肺痈，脉来短涩者顺，浮大者死，其色当白，而多赤者亦死。

桔梗汤

治肺痈，心胸气壅，咳嗽脓血，心神烦闷，咽干多渴，两脚肿满，小便赤黄，大便多涩。

桔梗去芦　贝母去心、膜　当归去芦，酒浸　瓜蒌子　枳壳去瓤，麸炒　薏苡仁炒　桑白皮蜜水炙　防己各一两　甘草节生用　杏仁去皮、尖，麸炒　百合蒸。各半两　黄芪去芦，一两半

上㕮咀，每服四钱，水一盏半、生姜五片煎至八分，去滓，温服，不拘时候。若大便秘者，加大黄；小便秘者，加木通。

葶苈散

治肺痈喘咳气急，眠卧不得。

甜葶苈二两半，隔纸炒令紫色

上为细末，每服二钱，水一中盏煎至六分，温服，不拘时候。

排脓散

治肺痈，得吐脓后，宜以此药排脓补肺。

绵黄芪去芦，二两，生用

上为细末，每服二钱，水一中盏煎至六分，温服，不拘时候。

疔肿论治

论曰：《素问》云：夫上古圣人之教下也，虚邪贼风，避之以时。人之有生，摄养为先，将理失宜，百疾由是生焉。故四时迭更，阴阳交变，此二气互相击怒，必成暴气。所谓暴气者，卒然大风、大雾、大寒、大热，若不避而遇之，袭于皮肤，入于四体，传注经脉，遂使腠理壅隔，荣卫结滞，阴阳二气不得宣通，遂成痈疽、疔毒、恶疮、诸肿之患。养生之士须早识此方，凡是

疮痍无所逃矣。但疔肿有十三种，一曰麻子疔，二曰石疔，三曰雄疔，四曰雌疔，五曰火疔，六曰烂疔，七曰三十六疔，八曰蛇眼疔，九曰盐肤疔，十曰水洗疔，十一曰刀镰疔，十二曰浮沤疔，十三曰牛狗疔。大率疮之初起，必先痒而后痛，先寒而后热，热定则多寒，四肢沉重，头痛心惊，眼花见火，甚者呕逆，呕逆者多难治。其麻子疔一种，始末皆痒，不得犯触，犯触者即难疗。众疔之中，惟三十六疔可畏，其状头黑浮起，形如黑豆，四畔大，赤色，今日生一，明日生二，三日生三，乃至十，若满三十六，药所不治，未满三十六可治，俗名黑疱，忌嗔怒蓄积愁恨。如浮沤疔、牛狗疔二种，无所禁忌，纵不疗亦不能杀人，其状与诸疔同。何以知其触犯？脊强，疮痛极甚不可忍者，是犯之状也。依方疗之，万无失一矣。

二黄散

治疔肿

雄黄　雌黄 等份

上二味为末，先用针刺四围及中心，醋和涂之。

苍耳散

苍耳根、茎、苗、子，但取一色，烧为灰。

上为末，醋泔淀和如泥，涂上，干即拔根出，神验。

蟾酥丹

蟾酥 一枚

上为末，以白面和黄丹搜作剂，圆如麦颗状，针破患处，以一粒纳之，神妙。

灸法

治疔肿，灸掌后横纹五指，男左女右，七壮即瘥，已用得效。疔肿灸法虽多，然此一法甚验，出于意表也。

疮疥论治

论曰：夫疮疥之为病，虽苦，不害人，然而至难忍❶者多矣。《素问》云：诸痛痒疮，皆属于心。多由心气郁滞，或饮食不节，毒蕴于肠胃，发见于皮肤。古方有所谓马疥、水疥、干疥、湿疥，种类不一，生于手足乃至遍体，或痒，或痛，或臋，或肿，或皮肉隐嶙，或抓之凸起，或瘄瘟，或脓水浸淫。治之，内则当理心血，祛散风热，外则加以敷洗，理无不愈。

当归饮子

治心血凝滞，内蕴风热，发见皮肤，遍身疮疥，或肿，或痒，或脓水浸淫，或发赤疹瘄瘟。

当归去芦　白芍药　川芎　生地黄洗　白蒺藜炒，去尖　防风去芦　荆芥穗各一两　何首乌　黄芪去芦　甘草炙。各半两

上㕮咀，每服四钱，水一盏半、姜五片煎至八分，去滓、温服，不拘时候。

神异膏

治一切疮疥。

全蝎七个，去毒　皂角一锭，剉碎　巴豆七粒，去壳　蛇床末三钱　麻油一两　黄蜡半两　轻粉半字　雄黄别研，三钱

上先用皂角、全蝎、巴豆煎油变色，去了三味，入黄蜡化开，取出冷处，入雄黄、蛇床子末、轻粉，和匀成膏，先用苦参汤温洗却，以药擦疮疥上，神效。

苦参汤

苦参　蛇床子　白矾　荆芥穗各等份

---

❶　忍：原作"可"，《重订》及四库本均作"忍"，义胜，据改。

上四味煎汤，放温洗。

竹茹膏

治黄疱热疮。

真麻油二两　青木香半两　青竹茹一小团　杏仁二七粒，去皮、尖

上用药入麻油内，慢火煎令杏仁色黄，去滓，入松脂末半两，熬成膏子，每用少许擦疮上。

癣论治

论曰：夫癣之为病，种状不同。古方有所谓干癣、湿癣、风癣、苔癣之类。瘾疹如钱，渐渐滋蔓，或痒或痛，或圆或斜，其中生虫，搔之有汁，此由风湿毒气与血气相抟，凝滞而为此疾也。

胡粉散

治一切癣，神效。

胡粉一分　砒半分　大草乌一个，生用　蝎梢七枚　雄黄别研，一分　硫黄别研，一分　斑蝥一枚　麝香少许

上八味，为细末，先用羊蹄根蘸醋擦动，次用药少许擦患处。

瘿瘤论治

论曰：夫瘿瘤者，多由喜怒不节，忧思过度，而成斯疾焉。大抵人之气血，循环一身，常欲无滞留之患。调摄失宜，气凝血滞，为瘿为瘤。瘿者，多结于颈项之间；瘤者，随气凝结于皮肉之中，忽然肿起，状如梅李子，久则滋长。医经所谓瘿有五种，

瘤有六证。五瘿者，石瘿、肉瘿、筋瘿、血瘿、气瘿是也。六瘤者，骨瘤、脂瘤、脓瘤、血瘤、石瘤、肉瘤是也。治疗之法，五瘿不可决破，破则脓血崩溃，多致夭枉。六瘤者，脂瘤可破，去脂粉则愈，外五证，亦不可轻易决溃，慎之！慎之！

破积散

治石瘿、气瘿、筋瘿、血瘿、肉瘿等证。

海藻　龙胆　海蛤　通草　昆布洗　矾石枯　松萝各三分　麦曲四分　半夏二分，汤泡七次　贝母去心，二分

上为细末，酒服方寸匕，日三。忌甘草、鲫鱼、猪肉、五辛、菜诸杂等物。

南星膏

治皮肤头面生瘤，大者如拳，小者如粟，或软或硬，不疼不痛，无药可疗，不可辄有针灸。

生南星大者一枚，去土，薄切

上细研稠黏如膏，滴好醋五七滴。如无生者，以干者为末，投醋研如膏。先将小针刺病处，令气透，以药膏摊纸上，像瘤大小贴，觉痒，三五易，瘥。

昆布圆

治一切瘿瘤，不问久新。

昆布一两，洗　海藻一两，洗　小麦一两，好醋煮干

上三味为细末，炼蜜为圆如杏核大。每服一圆，食后噙咽。

瘰疬论治

夫瘰疬之病，即九漏是也。古方所载，名状不一，难以详述。及其生也，多结于项腋之间，累累大小无定，发作寒热，脓水溃漏，其根在脏腑。盖肝主狼漏，胃主鼠漏，大肠主蝼蛄漏，

脾主蜂漏，肺主蚍蜉漏，心主蛴螬漏，胆主浮蛆漏，肾主瘰疬漏，小肠主转脉漏。原其所因，多因寒暑不调，或由饮食乖节，遂致血气壅结而成也。巢氏所载：决其生死，反其目以视之，其中有赤脉从上下贯瞳子，见一脉一岁死，见一脉半一岁半死，见二脉二岁死，见二脉半二岁半死，见三脉三岁死，赤脉不下贯瞳子可治。《三因》云：有是说，验之少有是证。理宜然也。平时有一二治法，用之已验，漫录于后。

皂子圆

治瘰疬满项不破，及结核肿痛者。

好皂角子一升　玄参　连翘仁各一两

上用水五升，砂锅内慢火煎，水尽为度。每服，拣取好皂角子软者三粒，食后、临卧时，细嚼，津下。硬者捣烂，蜜和如榛子大，含化。半月必瘥。忌酒、面、热、毒物。

三圣圆

治瘰疬。

丁香五十个　斑蝥十个　麝香一钱，别研

上细末，用盐豉五十粒，汤浸如泥，剂前药令匀，圆如绿豆大。每服五七圆，食前，温酒送下，日进三服。如至五七日外，觉小便淋沥，是药之效，便加服。或便下如青筋膜之状，是病之根也。忌湿面、鱼肉、一切动风物。

连翘圆

治瘰疬结核，破或未破者。

薄荷二斤，制取汁，新者　好皂角一锭，水浸，去皮，制取汁

以上二味一处，银石器内熬成膏。

青皮一两，不去白　连翘半两　陈皮一两，不去白　皂角子慢火炮，去皮，取皂子仁，捣罗为末，一两半　黑牵牛一两半，半生半炒

上五味为末，用前膏子为圆如梧桐子大。每服三十圆，煎连翘汤送下，食后，十日见效。

卷之七

肝胆虚实论治

论曰：夫肝者，足厥阴之经，位居东方，属乎甲乙木，开窍于目，候于左胁，其政变动，病发惊骇，藏魂养筋者是也。与足少阳胆之经相为表里。谋虑过制，喜怒不节，疲劳之极，扰乱其经，因其虚实，由是寒热见焉。方其虚也，虚则生寒，寒苦胁下坚胀，时作寒热，腹满不食，悒悒不乐，如人将捕，眼生黑花，视物不明，口苦头痛，关节不利，筋脉挛缩，爪甲干枯，喜怒悲恐，不得太息，诊其脉沉细而滑者，皆虚寒之候也；及其实也，实则生热，热者心下坚满，两胁下痛，痛引小腹，令人喜怒，气逆头晕，眦赤悒悒，先寒后热，颈直背强，筋急不得屈伸，诊其脉浮大而数者，皆实热之候也。脉来弦而长，乃不病之脉。脉来弦而涩，或急而益劲如新张弓弦，或脉至中外急急如循刀刃，啧啧然如按琴瑟弦者，此皆肝死矣。治之法，当分虚实冷热而调之，以平为期。

柏子仁汤

治肝气虚寒，两胁胀满，筋脉拘急，腰、膝、小腹痛，面青口噤。

柏子仁炒　白芍药　防风去芦　茯神去木　当归去芦，酒浸
川芎　附子炮，去皮、脐。各一两　细辛洗，去土、叶　桂心不见火
甘草炙。各半两

上㕮咀，每服四钱，水一盏半、姜五片煎至七分，去滓，温

115

服，不拘时候。

柴胡汤❶

治肝气实热，头痛目眩，眼目赤痛，胸中烦闷，梦寐惊恐，肢节不利。

柴胡_{去芦}　地骨皮_{去木}　玄参　羚羊角_镑　甘菊花_{去枝、梗}　赤芍药　黄芩_{各一两}　甘草_{炙，半两}

上㕮咀，每服四钱，水一盏半、姜五片煎至八分，去滓，温服，不拘时候。

茯神汤

治胆气虚冷，头痛目眩，心神恐畏不能独处，胸中满闷。

茯神_{去木}　酸枣仁_{炒，去壳}　黄芪_{去芦}　白芍药　五味子　柏子仁_{炒。各一两}　桂心_{不见火}　熟地黄_洗　人参　甘草_{炙。各半两}

上㕮咀，每服四钱，水一盏半、姜五片煎至七分，去滓，温服，不拘时候。

酸枣仁圆

治胆气实热不得睡，神思不安。

茯神_{去木}　酸枣仁_{炒，去壳}　远志_{去心，炒}　柏子仁_{炒，别研}　防风_{去芦。各一两}　生地黄_洗　枳壳_{去瓤，麸炒。各半两}　青竹茹_{二钱半}

上为细末，炼蜜为圆如梧桐子大。每服七十圆，不拘时候，熟水送下。

心小肠虚实论治

论曰：夫心者，手少阴之经，位居南方，属乎丙丁火，为形

---

❶　汤：原作"散"，实为汤剂。据目录改。

之君。外应于舌，主宰一身，统摄诸脏血脉，灌溉溪谷，内润五脏，外卫腠理，与手阳明小肠之经相为表里。若忧愁思虑伤之，因其虚实，由是寒热见焉。方其虚也，虚则生寒，寒则血脉虚少，时多恐畏，情绪不乐，心暴痛，时唾清涎，心膈胀闷，好忘多惊，梦寝飞扬，精神离散，其脉浮而虚者，是虚寒之候也；及其实也，实则生热，热则心神烦乱，面赤身热，口舌生疮，咽燥头痛，喜笑恐悸，手心烦热，汗出衄血，其脉洪实者，是实热之候也。诊其脉浮大而散，是不病之脉。反得浮涩而短，或前曲后据，如操带钩，此皆心死矣。治之法，热则清之，寒则温之，又当审其所由焉。

补心圆

治忧愁思虑过度，心血虚寒，悸恐不乐，舌强话难，恍惚喜忘，愁恚面黄，多汗，不进饮食。

紫石英火煅，研细　熟地黄洗　菖蒲　茯神去木　当归去芦
附子炮，去皮、脐　黄芪去芦　远志去心，炒　川芎　桂心不见火
龙齿各一两　人参半两

上为细末，炼蜜为圆如梧桐子大。每服七十圆，不拘时候，用枣汤下。

心丹

此丹颗粒辰砂加心药煮炼。主男子、妇人心气不足，神志不宁，忧愁思虑，谋用过度，或因惊恐伤神失志，耗伤心气，恍惚振悸，差错健忘，梦寝惊魇，喜怒无时，或发狂，眩晕，不省人事，及治元气虚弱，唇燥咽干，潮热盗汗，或肺热上壅，痰唾稠黏，咳嗽烦渴，或大病后心虚烦躁，小儿心气虚弱，欲发惊痫，或直视发搐，应是一切心疾并宜服之。常服养心益血，安魂定魄，宁心志，止惊悸，顺三焦，和五脏，助脾胃，进饮食，聪明耳目，悦泽颜色，轻身耐老，不僭不燥，神验不可具述方载怔忡门中。

导赤散

治心脏实热，口干烦渴，或口舌生疮，惊怖不安。

黄连去须　麦门冬去心　半夏汤泡七次　地骨皮去木　茯神去木　赤芍药　木通去节　生地黄洗　黄芩以上各一两　甘草炙，半两

上咬咀，每服四钱，水一盏半、姜五片煎至八分，去滓，温服，不拘时候。

椒附圆

治小肠虚冷，小便频多。

椒红炒去汗　桑螵蛸酒炙　龙骨生用　山茱萸取肉　附子炮，去皮、脐　鹿茸酒蒸，焙

上等份，细末，酒糊为圆如梧桐子大。每服七十圆，空心，盐汤送下。

赤茯苓汤

治小肠实热，面赤多汗，小便不利。

木通去节　赤茯苓去皮　槟榔　生地黄洗　黄芩　赤芍药　甘草炙　麦门冬去心

上等份，咬咀，每服四钱，水一盏半、生姜五片煎至八分，去滓，温服，不拘时候。

脾胃虚实论治

论曰：夫脾胃者，足太阴之经，位居中央，属乎戊己土，主于中州，候身肌肉，与足阳明胃之经相为表里。表里温和，水谷易于腐熟，运化精微，灌溉诸经。若饮食不节，或伤生冷，或思虑过度，冲和失布，因其虚实，由是寒热见焉。方其虚也，虚则生寒，寒则四肢不举，食饮不化，喜噫吞酸，或食即呕吐，或卒食不下，腹痛肠鸣，时自溏泄，四肢沉重，常多思虑，不欲闻人

声，梦见饮食不足，脉来沉细软弱者，皆虚寒之候也；及其实也，实则生热，热者心胸烦闷，唇焦口干，身热颊痛，体重腹胀，善饥善瘶，甚则舌根肿强，口内生疮，梦见歌乐，四肢怠堕，脉来紧实者，是实热之候也。况土旺四季各十八日，脉来常欲中缓而短，乃不病之脉也。如乌之喙，如鸟之啄，如屋之漏，如水之溜，皆是脾死矣。

进食散

治脾胃虚寒，或食生冷，或饮食不节，或因思虑伤动冲和之气，胸膈痞塞，腹胀怠堕，全不进食，痰逆恶心，大便溏泄。

半夏曲　肉豆蔻面裹煨　草果仁　高良姜剉，炒　麦蘖炒　附子炮，去皮、脐　丁香　厚朴去皮，姜汁炒　陈皮去白。各一两　人参去芦　青皮去白　甘草炙。各半两

上㕮咀，每服四钱，水一盏半、生姜五片、枣子一枚煎至七分，去滓，温服，不拘时候。

六君子汤

治脾脏不和，不进饮食，上燥下寒，服热药不得者。

人参　白术各一两　橘红　半夏汤洗七次　枳壳去瓤，麸炒　甘草炙。各半两

上㕮咀，每服四钱，水一盏半、生姜七片、枣子一枚煎至七分，去滓，温服，不拘时候。

荜澄茄圆

治脾胃虚弱，胸膈不快，不进饮食。

荜澄茄不拘多少

上为细末，姜汁打神曲末煮糊为圆如梧桐子大。每服七十圆，食后，淡姜汤吞下。

附子建中汤

治脾气虚寒，腹胁胀满，身体沉重，面色痿黄，呕吐不食，

水谷不化，大腑自利。

肉豆蔻_{面裹煨} 白豆蔻仁 附子_{炮，去皮、脐} 厚朴_{去皮，姜制，炒} 白术 干姜_炮 红豆 神曲_{炒。各一两} 丁香 胡椒 木香_{不见火} 甘草_{炙。各半两}

上㕮咀，每服四钱，水一盏半、生姜五片、枣子一枚煎至七分，去滓，温服，不拘时候。

生胃丹

治脾胃不足，痰多呕逆，不思饮食。此药以南星、粟米、黄土为主。盖南星醒脾，粟米养胃，黄土取其以土养土，性味和平，大虚仓廪，为进食化痰之要剂，真良方也。

大天南星_{四两，用真黄土半斤，将生姜滓作黄土成面剂，包裹南星，慢火煨香透，去土不用，将南星切碎，焙干，和后药研} 丁香_{不见火} 粟米_{一斤，用生姜二斤和皮擂取自然汁浸，蒸，焙} 木香_{不见火} 厚朴_{去皮，姜汁制，炒} 神曲_炒 麦蘖_炒 橘红 防风_{去芦} 白术 谷蘖_炒 缩砂仁 白豆蔻 青皮_{去白。各一两} 半夏曲_{二两} 人参 沉香_{不见火} 甘草_{炙。各半两}

上为细末，法圆如绿豆大。每服七十圆，不拘时候，淡姜汤送下。

壮脾圆

治脾胃虚寒，饮食不进，心腹胀满，四肢无力，吐逆，食不消，或手足浮肿，脏腑溏泄。

獖猪肚_{一枚，洗净，用造酒大曲四两，同剉厚朴二两、茴香一两，入在内，以线缝定，外用葱、椒、酒煮烂，取大曲、茴香、厚朴焙干，和后药} 禹余粮_{煅，研极细} 肉豆蔻_{面裹煨} 缩砂仁 麦蘖_炒 神曲_{剉，炒} 橘红 附子_{炮，去皮、脐} 白术_{各一两} 木香_{不见火} 丁香_{各半两}

上为细末，用猪肚杵和千百下，圆如梧桐子大。每服五十圆，用米饮送下，不拘时候。

胃丹 方证治并见呕吐门中

补真圆

大抵不进饮食，以脾胃之药治之多不效者，亦有谓焉。人之有生，不善摄养，房劳过度，真阳衰虚，坎火不温，不能上蒸脾土，冲和失布，中州不运，是致饮食不进，胸膈痞塞，或不食而胀满，或已食而不消，大腑溏泄，此皆真火衰虚，不能蒸蕴脾土而然。古人云补肾不如补脾，余谓补脾不若补肾。肾气若壮，丹田火经上蒸脾土，脾土温和，中焦自治，膈开能食矣。

胡芦巴炒　附子炮，去皮、脐　阳起石　川乌炮，去皮　菟丝子淘净，酒蒸　沉香不见火，别研　肉豆蔻面裹煨　肉苁蓉酒浸，焙五味子各半两　鹿茸去毛，酒蒸，焙　川巴戟去心　钟乳粉各一两

上为细末，用羊腰子两对，治如食法，葱、椒、酒煮烂，入少酒，杵和为圆如梧桐子大。每服七十圆，空心、食前，米饮、盐汤任下。

泻黄散

治脾胃壅实，口内生疮，烦闷多渴，颊痛心烦，唇口干燥，壅滞不食。

藿香叶七钱　石膏煅　缩砂仁　山栀子仁　甘草炙。各半两防风去芦，四两

上剉碎，用蜜酒炒香，焙，为细末，每服三钱，水一大盏煎至七分，温服，不拘时候。

枳壳圆

治脾实心腹壅滞，四肢疼闷，两胁胀满，大小便不利方见秘结门中。

橘皮竹茹汤

治胃热多渴，呕哕不食。

赤茯苓去皮　橘皮去白　枇杷叶拭去毛　麦门冬去心　青竹茹　半夏汤泡七次。各一两　人参　甘草炙。各半两

上㕮咀，每服四钱，水一盏半、姜五片煎至八分，去滓，温服，不拘时候。

肺大肠虚实论治

论曰：夫肺者，手太阴之经，位居西方，属乎庚辛金，为五脏之华盖，其气象天，其候胸中之气，布清气于皮肤，其政凉，其令肃，其主魄，是肺之司化也，与手阳明大肠之经相为表里。贵无偏胜之患，或因叫呼，或过食煎煿，或饮酒过度，或饥饱失宜，因其虚实，由是寒热见焉。方其虚也，虚则生寒，寒则声嘶，语言用力，颤掉缓弱，少气不足，咽中干无津液，虚寒乏气，恐怖不乐，咳嗽及喘，鼻有清涕，皮毛焦枯，诊其脉沉缓者，是肺虚之候也；及其实也，实则生热，热则胸膈满，鼻赤口张，饮水无度，上气欬逆，咽中不利，肩背生疮，尻、阴、股、膝、髀、腨、肘、足皆痛。脉来浮涩而短者，是不病之脉也。脉来不上不下，如循鸡羽曰病。按之消索，如风吹毛曰死。

白石英汤

治肺气虚弱，恶寒咳嗽，鼻流清涕，喘息气微。

白石英　细辛洗，去土　五味子　陈皮去白　钟乳粉　阿胶剉，蛤粉炒　桂心不见火　人参　甘草炙。各半两　紫菀洗，一两

上㕮咀，每服四钱，水一盏半、姜五片煎至八分，去滓，温服，不拘时候。

泻白散

治肺脏实热，心胸壅闷，咳嗽烦喘，大便不利。

桑白皮炙　桔梗去芦，剉，炒　地骨皮去木　半夏汤泡七次　瓜

萎仁　升麻　杏仁去皮、尖　甘草炙。各等份

上㕮咀，每服四钱，水一盏、生姜五片煎至八分，去滓，食后温服。

紫菀茸汤

治饮食过度，或叫呼走气，或食煎煿，邪热伤肺，咳嗽咽痒，痰多，唾血喘急，胸满胁痛，不得安卧。

紫菀茸洗　经霜桑叶　款冬花　百合蒸，焙　杏仁去皮、尖　阿胶蛤粉炒　贝母去心　蒲黄炒　半夏汤泡七次。各一两　犀角镑　甘草炙。各半两　人参半两

上㕮咀，每服四钱，水一盏半、生姜五片煎至八分，去滓，食后温服。

人参荆芥散

治肺感寒邪，或感风热，痰多咳嗽，头目不清，言语不出，咽干痰实，或项背强硬，皮肤不仁。

荆芥穗　麻黄去根、节　细辛去土，洗　桔梗去芦，剉，炒　陈皮去白　半夏汤泡七次　杏仁去皮、尖　人参　通草　甘草炙。各半两

上㕮咀，每服四钱，水一盏半、生姜五片煎至八分，去滓，食后温服。

诃梨勒圆

治大肠虚冷，肠鸣泄泻，腹胁气痛，饮食不化。

诃梨勒面裹煨　附子炮，去皮、脐　肉豆蔻面裹煨　木香不见火　吴茱萸汤泡，炒　龙骨生用　白茯苓去皮　荜茇各半两

上为细末，姜汁煮面糊为圆如梧桐子大。每服七十圆，空心，米饮送下。

槟榔圆

治大肠实热，气壅不通，心腹胀满，大便秘实。

槟榔　大黄蒸　麻子仁炒，去壳，别研　枳实麸炒　羌活去芦

牵牛炒　杏仁去皮、尖，炒　白芷　黄芩各一两　人参半两

上为细末，炼蜜为圆如梧桐子大。每服四十圆，空心，用熟水送下，以大腑流利为度。

肾膀胱虚实论治

论曰：夫肾者，足少阴之经，位居北方，属乎壬癸水，左为肾，右为命门，与足太阳膀胱之经相为表里。肾精贵乎专涩，膀胱常欲气化者也。若快情纵欲，失志伤肾，过投丹石，因其虚实，由是寒热见焉。方其虚也，虚则生寒，寒则腰背切痛，不能俯仰，足胫酸弱，多恶风寒，手足厥冷，呼吸少气，骨节烦疼，脐腹结痛，面色黧黑，两耳虚鸣，肌骨干枯，小便滑数，诊其脉浮细而数者，是肾虚之候也；及其实也，实则生热，热则舌燥咽肿，心烦咽干，胸胁时痛，喘嗽汗出，小腹胀满，腰背强急，体重骨热，小便赤黄，足下热痛，诊其脉浮紧者，是肾实之候也。脉沉濡而滑者，不病之脉也。脉来如引葛，按之益坚者肾病。至坚而沉，如弹石辟辟然者死。

十补圆

治肾脏虚弱，面色黧黑，足冷足肿，耳鸣耳聋，肢体羸瘦，足膝软弱，小便不利，腰脊疼痛，但是肾虚之证，皆可服之。

附子炮，去皮、脐　五味子各二两　山茱萸取肉　山药剉，炒

牡丹皮去木　鹿茸去毛，酒蒸　熟地黄洗，酒蒸　肉桂不见火　白茯

苓去皮　泽泻各一两

上为细末，炼蜜为圆如梧桐子大。每服七十圆，空心，温酒、盐汤任下。

鹿茸圆

治肾虚少气，腹胀腰痛，小腹急痛，手足逆冷，饮食减少，面色黧黑，百节疼痛，日渐无力。

川牛膝_{去芦，酒浸}　鹿茸_{去毛，酒蒸}　五味子_{各二两}　石斛_{去根}　菟丝子_{淘净，酒蒸}　棘刺　杜仲_{去皮，剉，炒}　川巴戟_{去心}　山药_{剉，炒}　阳起石_煅　附子_{炮，去皮、脐}　川楝子_{取肉，炒}　磁石_煅　官桂_{不见火}　泽泻_{各一两}　沉香_{别研，半两}

上为细末，酒糊为圆如梧桐子大。每服七十圆，空心，温酒、盐汤任下。

冷补圆

治肾水燥少，不受峻补，口干多渴，耳痒耳聋，腰痛腿弱，小便赤涩，大便或难。

熟地黄_{酒蒸，焙}　生地黄_洗　天门冬_{去心}　川牛膝_{去芦，酒浸}　白芍药　地骨皮_{去木}　白蒺藜_炒　麦门冬_{去心}　石斛_{去根}　玄参　磁石_{火煅七次，细研，水飞}　沉香_{别研，不见火。各等份}

上为细末，炼蜜为圆如梧桐子大。每服七十圆，空心，盐汤、温酒任下。

玄参汤

治肾脏实热，心胸烦闷，耳听无声，四肢拘急，腰背俯仰强痛。

生地黄_洗　玄参　五加皮_{去木}　黄芩　赤茯苓_{去皮}　通草　石菖蒲　甘草_炙　羚羊角_镑　麦门冬_{去心。各等份}

上㕮咀，每服四钱，水一盏半、姜五片煎至八分，去滓，温服，不拘时候。

阳起石圆

治肾脏虚损，阳气全乏。

125

阳起石煅 韭子炒 肉苁蓉酒浸 青盐别研 菟丝子水淘净，酒蒸，焙，别研 鹿茸酒蒸 钟乳粉 沉香别研，不见火 原蚕蛾酒炙 山茱萸取肉 桑螵蛸酒炙 山药剉，炒。各半两

上为细末，酒糊为圆如梧桐子大。每服七十圆，空心，温酒、盐汤任下。

韭子圆

治膀胱虚冷，小便白浊滑数，日夜无度。

赤石脂煅 韭子炒 川牛膝去芦，酒浸 牡蛎煅 覆盆子酒浸 附子炮，去皮、脐 桑螵蛸酒炙 鹿茸酒蒸，焙 肉苁蓉酒浸 龙骨生。各一两 鸡膍胵烧灰 沉香镑，不见火。各半两

上为细末，酒糊为圆如梧桐子大。每服七十圆，空心，温酒、盐汤任下。

葵子汤

治膀胱实热，腹胀，小便不通，口舌干燥，咽肿不利。

赤茯苓去皮 木猪苓去皮 葵子 枳实麸炒 瞿麦 木通去节 黄芩 车前子炒 滑石 甘草炙。各等份

上㕮咀，每服四钱，水一盏半、姜五片煎至八分，去滓，温服，不拘时候。

卷之八

头痛论治

论曰：夫头者，上配于天，诸阳脉之所聚。凡头痛者，血气俱虚，风、寒、暑、湿之邪伤于阳经，伏留不去者，名曰厥头痛。盖厥者，逆也，逆壅而冲于头也。痛引脑巅，甚而手足冷者，名曰真头痛，非药之能愈。又有风热痰厥，气虚肾厥。新沐之后，露卧当风，皆令人头痛。治法当推其所由而调之，无不切中者矣。

芎辛汤

治风寒在脑，或感邪湿，头重头痛，眩晕欲倒，呕吐不定。

川芎一两　细辛洗，去土　白术　甘草炙。各半两

上㕮咀，每服四钱，水一盏半、生姜五片、茶芽少许煎至七分，去滓，温服，不拘时候。

菊花散

治风热上攻，头痛不止，口干颊热。

石膏　甘菊花去梗　防风去芦　旋覆花去梗　枳壳去瓤，麸炒　蔓荆子　甘草炙　川羌活去芦。各等份

上㕮咀，每服四钱，水一盏半、姜五片煎至七分，去滓，温服，不拘时候。

葱附圆

治气虚头痛。

附子一只，炮，去皮、脐

上为细末，葱涎为圆如梧桐子大。每服五十圆，空心，茶清送下。

三生圆

治痰厥头痛。

半夏　白附子　天南星各等份

上细末，生姜自然汁浸蒸饼为圆如绿豆大。每服四十圆，食后，姜汤送下。

玉真圆

治肾厥头痛不可忍，其脉举之则弦，按之则坚。

生硫黄二两，别研　石膏硬者，不煅　半夏汤泡七次　硝石别研。各一两

上为细末，研和匀，生姜汁煮糊为圆如梧桐子大。每服四十圆，食前，用姜汤或米饮下。虚寒甚者，去石膏，用钟乳粉一两，更灸关元百壮。

二芎饼子

治气厥，上盛下虚，痰饮、风寒伏留阳经，偏正头疼，痛连脑巅，吐逆恶心，目瞑耳聋。常服清头目，化风痰。

抚芎　川芎　干姜炮　藁本去芦　苍耳炒　天南星炮，去皮　防风去芦　甘草炙

上等份，为细末，生姜汁浸蒸饼为圆如鸡头大。捏作饼子，晒干，每服五饼，细嚼，茶、酒任下，不拘时候。

胡芦巴散

治气攻头痛。

胡芦巴炒　京三棱醋浸，焙。各半两　干姜炮，二钱半

上为细末，每服二钱，温生姜汤或温酒调服，不拘时候。

耳论治

论曰：夫耳者，肾之所候。肾者，精之所藏。肾气实则精气上通，闻五音而聪矣。若疲劳过度，精气先虚，于是乎风寒暑湿得以外入，喜怒忧思得以内伤，遂致聋聩耳鸣。热壅加之，出血出脓，则成聤耳、底耳之患。候其颧颊色黑者，知其耳聋也。亦有手少阳之脉动厥而聋者，耳内焯焯焞焞也。手太阳脉动厥而聋者，耳内气满也。大抵气厥耳聋尚易治，精脱耳聋不易药愈。诸证既殊，治各有法。

塞耳圆

治耳聋无不效。

石菖蒲一寸　巴豆一枚，去皮　全蝎一枚，去毒

上为细末，葱涎打和如枣核大，绵裹纳耳中。

苁蓉圆

治肾虚耳聋，或风邪入于经络，耳内虚鸣。

肉苁蓉酒浸，切片，焙　山茱萸去核　石龙芮　石菖蒲　菟丝子淘净，酒浸，蒸，焙　川羌活去芦　鹿茸燎去毛，切片，酒浸，蒸　石斛去根　磁石火煅、醋淬七次，水飞　附子炮，去皮、脐。各一两　全蝎去毒，二七个　麝香一字，旋入

上为细末，炼蜜为圆如梧桐子大。每服七十圆加至一百圆，空心，温酒、盐汤任下。

磁石散

治风虚耳聋无闻。

磁石火煅　防风去芦　羌活去芦　黄芪去芦，盐水浸，焙　木通去粗皮　白芍药　桂心不见火。各一两　人参半两

上㕮咀，每服四钱，水一盏半，羊肾一对切片、去脂膜，煎

至七分，去滓，温服，食前。

犀角饮子

治风热上壅，耳内聋闭，臂肿掣痛，脓血流出。

犀角镑　菖蒲　木通　玄参　赤芍药　赤小豆炒　甘菊花去枝、梗。各一两　甘草炙，半两

上咬咀，每服四钱，水一盏半、姜五片煎至八分，去滓，温服，不拘时候。

立效散

治聤耳、底耳，有脓不止。

真陈橘皮灯上烧黑，一钱，为末　麝香少许，别研

上二味和匀，每用少许，先用绵蘸耳内脓净，上药。

鸣聋散

治耳中如潮声、蝉声，或暴聋。

磁石一块，如豆大　穿山甲烧存性，为末，一字

上用新绵子裹了，塞于所患耳内，口中衔小生铁，觉耳内如风声即住。

眼论治

论曰：人之有双眸，若天之有两曜，五脏六腑之精华，宗脉之所聚，洞视万化，肝之外候者也。然骨之精为瞳子，属肾；筋之精为黑眼，属肝；血之精为络裹，属心；气之精为白眼，属肺；肉之精为约束，属脾。眼通五脏，气贯五轮。由此观之，人之有生，须固养身之道。善摄生者，养气存神，安心惜视，然后心气通畅，肝气和平，精气上注于目，则目无其疾矣。倘将养乖理，六淫外伤，七情内郁，嗜欲不节，饮食无度，生食五辛，热喋炙煿，久视勤书，忧哀悲泣，皆能病目。目之为病，睛色赤者

病在心，色白者病在肺，色青者病在肝，色黄者病在脾，色黑者病在肾。况方论有五轮八廓，内外障等之证，兹不复叙。治疗之法，必须洞明形状，细察根元，穷其是非，若能细审，无不瘥除。然病眼之人，不得当风看日，喜怒房劳，五辛炙煿，酒食毒物，并宜断之。惟须宽缓情性，慎护调摄，即无不瘥也。若纵恣乖违，触犯禁忌，自贻其咎，必须丧明而后已，可不❶谨欤！

决明子散

治风热毒气上攻，眼目肿痛，或卒生翳膜，或赤脉胬肉，或痒或涩，羞明多泪，或始则昏花，渐成内障，但是一切暴风客热，皆宜服之。

黄芩　甘菊花去枝、梗　木贼　决明子　石膏　赤芍药　川芎　羌活去芦　甘草　蔓荆子　石决明各一两

上为细末，每服三钱，水一中盏、生姜五片煎至六分，食后服。

桑白皮散

治肺气壅塞，热毒上攻眼目，白睛肿胀，日夜疼痛，心胸烦闷。

玄参　桑白皮　枳壳去瓤，麸炒　川升麻　杏仁去皮、尖，炒　旋覆花去枝、梗　防风去芦　赤芍药　黄芩　甘菊花去枝、梗　甘草炙　甜葶苈炒。各一两

上㕮咀，每服四钱，水一盏半、生姜三片煎至八分，去滓，食后温服。

炉甘石散

治一切目疾，不问得病之因，悉皆治之。

炉甘石半斤，用黄连四两，如豆大，于银石器内煮一伏时，去黄连，

---

❶　可不：原作"不可"。据《重订》及四库本改。

取石研　脑子别研，二钱半

上件和匀，每用半字，白汤泡，放温，时时洗之。

补肾圆

治肾气不足，眼目昏暗，瞳仁不分明，渐成内障。

磁石火煅、醋淬七次，水飞　菟丝子淘净，酒浸，蒸，别研。各二两
五味子　熟地黄酒浸，焙　枸杞子　楮实子　石斛去根　车前子酒蒸
覆盆子酒浸　肉苁蓉酒浸，焙。各一两　沉香别研　青盐别研。各半两

上为细末，炼蜜为圆如梧桐子大。每服七十圆，空心，盐汤
送下。

养肝圆

治肝血不足，眼目昏花，或生眵泪，久视无力。

当归去芦，酒浸　车前子酒蒸，焙　防风去芦　白芍药　蕤仁别
研　熟地黄酒蒸，焙　川芎　楮实子各等份

上为细末，炼蜜为圆如梧桐子大。每服七十圆，用温熟水送
下，不拘时候。

秦皮散

治暴风客热，赤眼肿痛，痒涩，眵泪昏暗。

滑石　秦皮　黄连去须。各等份

上为细木，每服半钱，沸汤泡，澄清，温洗，不拘时候。

羊肝圆

治肝经有热，目赤睛疼，视物昏涩。

羊肝一具，生用　黄连去须，为末

上先将羊肝去筋膜，于砂盆内捣烂，入黄连末，圆如梧桐子
大。每服五十圆，用热水送下。

鼻论治

论曰：夫鼻者，肺之候。职欲常和，和则吸引香臭矣。若七情内郁，六淫外伤，饮食劳役，致鼻气不得宣调，清道壅塞。其为病也，为衄，为痈，为息肉，为疮疡，为清涕，为窒塞不通，为浊脓，或不闻香臭。此皆肺脏不调，邪气蕴积于鼻，清道壅塞而然也。治之之法，寒则温之，热则清之，塞则通之，壅则散之，无越于斯。但时气鼻衄不可遽止，如出三升以上，恐多者，方可断之，《活人书》所谓"衄血者乃解，盖阳气重故也"，不可不知。

辛夷散

治肺虚，风寒温热之气加之，鼻内壅塞，涕出不已，或气息不通，或不闻香臭。

辛夷仁　细辛_{洗，去土、叶}　藁本_{去芦}　升麻_{去芦}　羌活_{去芦}
甘草_炙　防风_{去芦}　川芎　木通_{去节}　白芷_{各等份}

上为细末，每服二钱，食后，茶清调服。

香膏

治鼻塞不利。

当归_{去芦}　木香_{不见火}　通草　细辛_洗　蕤仁_{去壳}　川芎　白芷_{各三钱}

上七味，㕮咀，和羊髓，微火合煎三五沸，白芷色黄，膏成，去滓。取如小豆内鼻中。

栀子仁圆 ❶

治肺热鼻发赤皶，俗名酒皶鼻。

---

❶ 栀子仁圆：此方原在"通草膏"后。据目录移至此。

栀子仁_{不拘多少}

上为细末，黄蜡为圆如梧桐子大。每服二十圆，食后，用茶、酒任下。

龙骨散

治时气鼻衄三升以上，恐多，宜此药止。

龙骨_{不拘多少}

上为细末，用少许吹入鼻中。九窍出血者，皆用此药吹之。

通草膏

治痈鼻者，有息肉，不闻香臭。

通草　附子_{炮，去皮、脐}　细辛_洗

上等份，为细末，以蜜和，绵裹少许纳鼻中。

麦门冬饮

治衄血不止。

麦门冬　生地黄

每两，水煎。❶

口论治

论曰：夫口者，足太阴之经，脾之所主，五味之所入也。盖五味入口，藏于脾胃，为之运化津液，以养五气。五气者，五脏之气也。节宣微爽，五脏之气偏胜，由是诸疾生焉。且咸则为寒，酸则停滞，涩则因燥，淡则由虚，热则从苦从甘也。口臭者，乃腑脏膜腐之不同，蕴结于胸膈之间而生热，冲发于口也。口疮者，脾气凝滞，风热加之而然。医疗之法，各随其所因以治，无过与不及尔。

---

❶ 麦门冬饮……水煎：此方原缺。据《重订》补。"每两"，或有脱简。

升麻散

治上膈壅毒，口舌生疮，咽喉肿痛。

升麻 赤芍药 人参去芦 桔梗去芦 干葛各一两 甘草生用，半两

上㕮咀，每服四钱，水一盏半、姜五片煎至八分，去滓，温服，不拘时候。

绿云散

治口疮，臭气秽烂，久而不瘥。

黄柏半两 螺青二钱

上为细末，临卧用一钱，于舌下，咽津不妨。

碧雪

治一切壅热，咽喉闭肿，不能咽物，口舌生疮，舌根紧强，言语不正，腮项肿痛。

蒲黄 青黛 硼砂 焰硝 甘草生。各等份

上为细末，每用手指捻糁于喉中，津咽，或少呷冷水送下，频频用之。

芎芷膏

治口气热臭。

香白芷 川芎各等份

上为细末，炼蜜圆如鸡头大。食后、临卧，嚼化一圆。

唇论治

论曰：唇者，脾之所主。胃者，脾之所合。其经起于鼻，环于唇，其支脉络于脾。脾胃受邪，则唇为之病。盖风胜则动，寒胜则揭，燥胜则干，热胜则裂，气郁则生疮，血少则沉而无色。

治之法，内则当理其脾，外则当敷以药，无不效者矣。

泻黄饮子

治风热蕴于脾经，唇燥沉裂无色。

白芷　升麻　枳壳去瓤，麸炒　黄芩　防风去芦　半夏汤泡七次　石斛去根。各一两　甘草生用，半两

上㕮咀，每服四钱，水一盏半、姜五片煎至八分，去滓，温服，不拘时候。

薏苡仁汤

治风肿在脾，唇口瞤动，或生结核，或为浮肿。

薏苡仁炒　防己　赤小豆炒　甘草炙。各等份

上㕮咀，每服四钱，水一盏半、生姜三片煎至八分，去滓，温服，不拘时候。

橄榄散

治唇紧燥裂生疮。

橄榄不拘多少，烧灰

上为细末，以猪脂和，涂患处。

齿论治

论曰：夫齿乃骨之余气，骨乃肾之所主，呼吸之户门者也。精气强则齿自坚，肾气衰则齿自豁。且手阳明大肠之脉入于齿，灌注于牙，倘风寒壅热之气郁滞心胸，冲发于口，则齿为之病矣。轻者为宣露，龈颊浮肿，甚则为疳𧏾齲脱之证也。亦有肾气虚壅，齿痛宣露，当进补肾药，其诸随证施以治法。

牢牙散

治一切齿痛，不问久新。

全蝎七个，去毒　细辛洗净，三钱　草乌二个，去皮　乳香二钱，别研

上为细末，每用少许擦患处，须臾以温盐水盥漱。

莽草散

治风壅热气上攻，齿龈浮肿，或连颊车疼痛，或宣露血出。

莽草　川升麻　柳枝　槐角子　鹤虱　地骨皮　藁本去芦　槐白皮

上㕮咀，每服一两，水一盏，入盐少许，煎至八分盏，去滓，热含冷吐之，日用三次。

蟾酥圆

治牙疼不可忍。

蟾酥一字　生附子角二豆大　巴豆一枚，去皮，研　麝香少许

上件药都研令匀，蒸饼为圆黍豆大。以新绵裹一圆，咬之，有涎即吐之。

香盐散

此药常用牢牙，去风冷、蛀龋、宣露一切齿疾。

大香附子炒令极黑，三两　青盐半两，别研

上为细末，和匀，用如常法。乃铁瓮先生良方也。

安肾圆

治虚壅，牙齿浮肿疼痛。

肉苁蓉酒浸，焙　桃仁麸炒　破故纸炒　白术　干山药剉，炒　石斛去根　白蒺藜炒，去刺　川乌炮，去皮、尖　川萆薢　川巴戟去心。各等份

上为细末，炼蜜为圆如梧桐子大。每服七十圆，空心，盐汤送下。

舌论治

论曰：经云：心气通乎舌，舌和则知五味矣。盖舌者，脾脉之所通，心气之所主，和则知味，资于脾而荣于身者也。二脏不和，风寒中之，则舌强而不能言。壅热攻之，则舌肿而不得语。更有重舌、木舌、舌苔出血等症，皆由心脾虚，风热所乘而然耳。

玄参升麻汤

治心脾壅热，舌上生疮，木舌，重舌肿，或连颊两边肿痛。

玄参　赤芍药　升麻　犀角镑　桔梗去芦　贯众洗　黄芩甘草炙。各等份

上呹咀，每服四钱，水一盏半、姜五片煎至八分，去滓，温服，不拘时候。

蒲黄散

治舌忽然硬肿，或血出如涌。

乌贼鱼骨　蒲黄炙。各等份

上为细末，每用少许，涂舌上，瘥。

杏仁膏

治口舌热，干燥，或舌上生苔，语言不真。

升麻　杏仁去皮、尖　甘草炙。各一两　黑豆五十粒，炒，去皮

上为细末，入白蜜五合、生地黄汁五合，慢火熬成膏子，圆如鸡头大。常噙一圆，咽津。舌上生苔，止用生姜片蘸冷水擦洗之，亦妙。

烙肿法

凡舌肿，舌下必有噤虫，状如蝼蛄，或似卧蚕子，亦有头

尾，其头少白，可烧铁箸头烙，烙肿，则自消也。

小续命汤

治心脾虚，中风寒，舌强不能语言方载中风门内。加荆沥煎服。

咽喉论治

论曰：夫咽者，咽也；喉者，候也。咽者因物以咽，喉者以候呼吸之气。物与气，莫不由于咽喉也。若阴阳和平，荣卫调摄，气道无不宣畅矣。摄养乖违，喜饵丹石，多食炙煿，过饮热酒，致胸膈壅滞，热毒之气不得宣泄，咽喉为之病焉。病则为肿，为痛，为喉痹，为窒塞不通，为不利而生疮，或状如肉窝，吐不出，咽不下，皆风热毒气之所致耳。又有伏热上冲，乘于悬壅，或长或肿。悬壅者，在乎上腭也。更有腑寒，亦使人喉闭而不能咽者，治之当辨明也。

三神汤

治咽喉热肿，语声不出，喉中有如物梗。

荆芥穗　桔梗去芦。各一两　甘草生用，半两

上咬咀，每服四钱，水一盏半、姜三片煎至八分，去滓，温服，不拘时候。

牛蒡子汤

治风热上壅，咽喉窒塞，或痛，或不利，或生疮疡，或状如肉窝，疼痛妨闷。

牛蒡子　玄参　升麻　桔梗去芦　犀角　木通去节　黄芩
甘草各等份

上咬咀，每服四钱，水一盏半、姜三片煎至八分，去滓，温服，不拘时候。

二圣散

治缠喉风，急喉痹。

鸭嘴胆矾二钱半　白僵蚕炒去丝、嘴，半两

上为细末，每服少许，以竹管吹入喉中，立验。

硼砂散

治悬雍肿痛。

硼砂别研　马牙硝枯　滑石　寒水石以上各二钱　脑子别研，一钱　白矾枯，一钱半

上件药，研令极细末，每服半钱，新汲水调下，不拘时候。

射干圆

治腑寒，咽门不能咽。

射干　杏仁麸炒黄　玄参　附子炮，去皮、脐　桂心不见火。各等份

上为细末，炼蜜为圆如鸡头大。每服一圆，以新绵裹，嚼咽津。

卷之九

妇人论治

论曰：夫妇人乃众阴所集，常与湿居，贵乎血盛气衰者也。血盛气衰是谓从，从则百疾不生；血衰气盛是谓逆，逆则灾害至矣。且妇人嗜欲多于丈夫，生病倍于男子。及其病也，比之男子十倍难疗，尤不可不考。若是四时节气，喜怒忧思，饮食房劳为患者，悉与丈夫同也。有如七癥、八瘕、九痛、十二带下、产蓐，乃男子所无之证，此其生病倍于男子也。又况慈恋、爱憎、嫉妒、忧恚、抑郁不能自释，为病深固者，所以治疗十倍难于男子也。由是妇人别立方焉，倘能推所自而调之，可谓尽善尽美矣。

求子论治

论曰：《素问》云："夫天地者，万物之父母也。阴阳者，血气之男女也。"夫有夫妇则有父子，婚姻之后则有生育。生育者，人伦之本也。且男女之合，二情交畅，阴血先至，阳精后冲，血开裹精，阴外阳内，阴含阳苔，而男形成矣。阳精先至，阴血后参，精开裹血，阳外阴内，阳含阴苔，而女形成矣。若夫受形之易者，男女必当其年。男子二八，精气溢泻，必三十而娶；女子二七，天癸至，必二十而嫁。欲其二气充实，然后交合，交而孕，孕而育，育而寿。倘若婚嫁不时，真气早泄，未完而伤，是以交而不孕，孕而不育，育而不寿者多矣。以之观之，男女婚姻，贵乎及时，夫妇贵乎益壮，则易于受形也。且父少母老，生女必羸，母壮父衰，生男必弱，诚有斯理。或男子真精气不浓，妇女血衰而气旺，是谓夫病妇疢，皆使人无子。治疗之法，女子当养血抑气以减喜怒，男子益肾生精以节嗜欲，依方调治，阴阳和平，则妇人乐有子矣。

抑气散

治妇人气盛于血，所以无子，寻常头晕膈满，体痛怔忡，皆可服之。香附子乃妇人之仙药，不可谓其耗气而勿服。

香附子炒，杵净，四两　茯神去木，一两　橘红二两　甘草炙，一两

上为细末，每服二钱，食前，用沸汤调服，仍兼进紫石英圆。

紫石英圆

治妇人血弱，子脏风冷凝滞，令人少子。

紫石英火煅、醋淬七次　禹余粮火煅、醋淬七次。以上各二两　熟地黄洗　紫薇　辛夷仁　桂心不见火　卷柏叶醋炙　牡蒙　川续断酒浸　石斛去根　柏子仁炒，别研　川乌炮，去皮　川牛膝去芦，酒浸　川芎　乌贼鱼骨醋炙　当归去芦，酒浸　牡丹皮去木　甘草炙。以上各一两　桑上寄生　山药剉，炒　食茱萸炒　细辛洗，去土、叶　干姜炮　人参　厚朴姜汁制，炒。各半两　天门冬洗，去心，一两半

上为细末，炼蜜为圆如梧桐子大。每服七十圆，加至一百圆，空心、食前，用温米饮任下。恶蜜者，用醋糊为圆亦佳。

阳起石圆

治丈夫真精气不浓，不能施化，是以无子。

阳起石火煅红，研极细　鹿茸酒蒸，焙　菟丝子水淘净，酒浸，蒸，焙，别研　天雄炮，去皮、脐　韭子炒　肉苁蓉酒浸。以上各一两

覆盆子酒浸　石斛去根　桑寄生　沉香别研　原蚕蛾酒炙　五味子
以上各半两

上为细末，酒煮糯米糊为圆如桐子大。每服七十圆，空心，盐汤、温酒任下。

恶阻论治

论曰：《内经》云：阴搏阳别，谓之有子。三部脉浮沉正等，无病者，乃知有娠也。妊既受矣，多病恶阻。恶阻者，世谚所谓恶食是也。此由妇人本虚，平时喜怒不节，当风取冷，中脘宿有痰饮。受妊经血既闭，饮血，气不宣通，遂致心下愦闷，头晕眼花，四肢沉重懈怠，恶闻食气，喜食咸酸，多卧少起，甚则吐逆，不自胜持。治疗之法，顺气，理血，豁痰，导水，然后平安矣。

参橘散

治妊娠三月，恶阻，吐逆不食，或心虚烦闷。

赤茯苓去皮　橘皮去白。以上各一两　麦门冬去心　白术　川厚朴姜汁制，炒　人参　甘草炙。以上各半两

上㕮咀，每服四钱重，水一盏半、生姜七片，刮竹茹如指大，煎至七分，去滓，温服，不拘时候。

旋覆半夏汤

治妊娠阻病，心中愦闷，吐逆不食，恶闻食气，头晕，四肢百节烦痛，多卧少起。

旋覆花去枝、萼　川芎　细辛洗，去土　人参　甘草炙。以上各半两　半夏汤泡七次　赤茯苓去皮　当归去芦，酒浸　干生姜　陈皮去白。以上各一两

上㕮咀，每服四钱，水一盏半、姜五片煎至七分，去滓，温

服，不拘时候。

人参半夏圆

治妊娠恶阻，病醋心，胸中冷，腹痛，吐逆，不喜饮食。

半夏_{汤泡七次}　人参　干生姜_{以上各半两}

上为细末，以生地黄汁浸蒸饼为圆如梧桐子大。每服四十圆，用米饮送下，不拘时候。

缩砂散

治妊娠胃虚气逆，呕吐不食。

缩砂仁_{不拘多少}

上为细末，每服二钱，入生姜自然汁少许，沸汤点服，不拘时候。

子烦论治

论曰：妊娠四月、六月，多苦烦闷。按医经：四月受少阴君火气以养精，六月受少阳相火气以养气，所以如是。又有不拘此两月而苦烦闷者，由母将理失宜，七情伤感，心惊胆怯而然也。

麦门冬汤

治妊娠心惊胆怯烦闷，名曰子烦。

麦门冬_{去心}　防风　白茯苓_{去皮。以上各一两}　人参_{半两}

上㕮咀，每服四钱，水一盏半、生姜五片，入淡竹叶十片，煎至八分，去滓，温服，不拘时候。

滑苔论治

论曰：怀妊十月，形体成就，八月合进瘦胎易产之药，今世多用枳壳散，非为不是，若胎气肥实可以服之，况枳壳大能瘦胎，胎气本怯，岂宜又瘦之也？不若进救生散，安胎益气，令子紧小，无病易产，又且多少稳当。

救生散

安胎益气，易产。

人参　诃子煨，去核　麦蘖炒　白术炒　神曲炒　橘红炒

上六味，等份，为细末，每服三钱，水一盏煎至七分，空心、食前，温服。

校正时贤胎前十八论治

第一问：妊娠三两月，胎动不安者何？答曰：男女阴阳会通，血气调匀，乃成其孕，设若下血腹痛，盖由于子宫久虚，致令胎堕，其危甚于正产。若妊娠曾受此苦，可预服杜仲圆以养胎。

杜仲圆

杜仲去皮，剉，姜汁浸，炒去丝　川续断酒浸。各二两

上为细末，枣肉煮烂，杵和为圆如梧桐子大。每服七十圆，空心，用米饮送下，日进二服。

第二问：胎动腹痛者何？答曰：胎动腹痛，其理不一，盖缘饮食冷热动风毒物，或因再交摇动骨节，伤犯胞胎，其候多呕，气不调和，或服热药太过，气血相干，急服顺气药安胎，不然变成漏胎，则难疗矣。

如圣汤

鲤鱼皮　当归去芦，酒浸　熟地黄酒蒸　阿胶剉，蛤粉炒成珠　白芍药　川芎　川续断酒浸　甘草炙。各等份

上㕮咀，每服四钱，水一盏半，入苎根少许、生姜五片煎至七分，去滓，温服，空心、食前。

第三问：胎漏经血妄行者何？答曰：妊娠成形，胎息未实，或因房室惊触，劳力过度，伤动胞胎，或食毒物，致令子宫虚滑，经血淋沥。若不急治，败血凑心，子母难保，日渐胎干，危亡不久。

桑寄生散

治妊娠胎动不安，下血不止。

桑寄生　当归去芦，酒浸　川续断酒浸　川芎　香附子炒去毛　阿胶剉，蛤粉炒成珠子　茯神去木　白术以上各一两　人参半两　甘草炙，半两

上㕮咀，每服四钱，水一盏半、姜五片煎至七分，去滓，温服，不拘时候。

佛手散

治妊娠自四五月至七月，因而筑磕，口噤欲绝，用此药探之。若不损则痛止，子母俱安。若胎已损，立便逐下。

当归去芦，酒浸　川芎各一两

上二件，㕮咀，每服四钱，酒一盏，煎令欲干，却入水一盏，再煎三二沸，去滓，温服。如口噤者，时时灌下，如人行五七里，再进一服，不过三服便生也。

胶艾汤

治妊娠不问月数浅深，因顿仆，胎动不安，腰腹疼痛，或胎奔上刺心，短气。

熟地黄洗　艾叶炒　白芍药　川芎　黄芪去芦　阿胶剉，蛤粉炒成珠子　当归去芦，酒浸　甘草炙。以上各一两

上㕮咀，每服四钱，水一盏半、生姜五片、枣子一枚煎至七分，去滓，温服，食前。

安胎散

治妊娠从高坠下，或为重物所压，触动胎气，腹痛下血，服

此药后，觉胎动极热，胎已安矣。

缩砂 不拘多少

上于熨斗内炒令热透，却去皮取仁，研为细末，每服二钱，热酒调服。不饮酒，煎艾盐汤调服，米饮亦可。不拘时候。

第四问：妊娠面赤，口苦，舌干，心烦，腹胀者何？答曰：盖缘恣情饮酒，因食桃、梨、李、羊、鸡、面、鱼、膻腥毒物，致令百节酸痛，大小便结涩。可服归凉节命散。

归凉节命散

川芎　苎根　白芍药　麦门冬去心　当归去芦，酒浸　白术各一两　糯米半合　甘草炙，半两

上咬咀，每服四钱，水一盏半煎至一盏，去滓，温服，不拘时候。

大腹皮散

治妊娠大小便赤涩。

枳壳去瓤，麸炒　大腹皮　甘草炙。各一钱　赤茯苓去皮，三钱

上四味为末，每服二钱，浓煎葱白汤调下，不拘时候。

冬葵子散

治妊娠小便不利，身重恶寒，起则眩晕及水肿。

冬葵子三钱　赤茯苓去皮，二钱

上为细末，每三钱，米饮调服，不拘时候，利则住服。如不通，恐是转胞，加发灰少许，神效。曾有妊妇，腹胀，小便不利，吐逆，诸医杂进温脾胃、宽气去胀等剂，服之反吐，药物不纳，转加胀满凑心，验之，胎死腹中，又服诸下胎药不能通解。举家忧惶，因得鲤鱼汤，论曰：脚肿，俗呼为雏脚，亦有通身肿满，心胸急胀，名曰胎水。遂去妊妇心前衣服看之，胸肚不分，急以鲤鱼汤三五服，大小便皆下恶水，肿消胀去，方得分娩死

胎，可谓更生之人矣。此证盖缘怀身腹大，妊娠不自知觉，人人皆以谓身娠如此，终不以为胎水病，医人何以得知？故书此谕病家，自当觉察。

鲤鱼汤

当归_{去芦，酒浸}　白芍药_{各三钱}　白茯苓_{去皮，四钱}　白术_{五钱}

上咬咀，每服四钱，用鲤鱼一尾不拘大小，破洗鳞肠，白水煮熟，去鱼，每服用鱼汁一盏半、生姜七片、橘皮少许同煎至一盏，空心服，如胎水去未尽，再合服。

第五问：胎冷腹胀虚痛，两胁虚鸣，脐下冷疼欲泄，小便频数，大便虚滑者何？答曰：胎气既全，子形成质，或食瓜果甘甜，饮冷不时之物，当风取凉，受不时之气，则令胎冷，子身不能安处，皮毛疼痛，筋骨拘急，手足挛拳，致使母有此危证，急服安胎和气散。

安胎和气散

诃子_{面裹煨，去核}　白术_{各一两}　陈皮_{去白}　高良姜_{剉，炒}　木香_{不见火}　白芍药　陈米炒　甘草_{炙。各半两}

上咬咀，每服四钱，水一盏半、生姜五片煎至七分，去滓，温服，不拘时候。忌生冷物。

第六问：妊娠心神忪悸，睡里多惊，两胁膨胀，腹满连脐急痛，坐卧不宁，气急逼迫，胎惊者何？答曰：胎气既成，五脏安养，皆因气闷，或为喧呼，心忪悸乱，致令胎惊，筋骨伤痛，四大不安，急煎大圣散安保胎孕，则无危矣。

大圣散

白茯苓_{去皮}　川芎　麦门冬_{去心}　黄芪_{去芦，蜜水炙}　当归_{去芦，酒浸。各一两}　木香_{不见火}　人参　甘草_{炙。各半两}

上咬咀，每服四钱，水一盏半、生姜五片煎至七分，去滓，温服，不拘时候。

紫苏饮

治胎气不和，凑上心，腹胀满疼痛，谓之子悬。

大腹皮　川芎　白芍药　陈皮去白　紫苏叶　当归去芦，酒浸。各一两　人参　甘草炙。各半两

上咬咀，每服四钱，水一盏半、生姜五片、葱白七寸煎至七分，去滓，温服，空心。

第七问：怀孕月数未满，半产者何？答曰：本因脏腑虚微，气衰血弱，病起相感，精气攻冲，侵损荣卫，有伤胞胎，以致损落，名曰半产。急宜补治，可保安宁。稍缓变成虚劳，不可医也。

川芎补中汤

养新血，去瘀血，补虚扶危。

干姜炮　阿胶剉，蛤粉炒　川芎　五味子各一两　黄芪去芦，蜜水炙　当归去芦，酒浸　白术　赤芍药各一两半　木香不见火　人参　杜仲去皮，剉，炒　甘草炙。各半两

上咬咀，每服四钱，水一盏半煎至一盏，去滓，通口服，不拘时候。

第八问：妊娠小便淋沥者何？答曰：本因调摄失宜，子脏气虚，盖缘酒色过度，伤其血气，致水脏闭涩，遂成淋沥，名曰子淋。宜服安荣散通利小便。

安荣散

麦门冬去心　通草　滑石各二钱　当归去芦，酒浸　灯心　甘草炙。各半两　人参　细辛洗。各一钱

上为细末，每服三钱，煎麦门冬汤调服，不拘时候。

桑螵蛸散

治妊娠小便不禁。

桑螵蛸十二个，炙

上为细末，每服二钱，空心、食前，米饮调服。

白薇散

治妊娠遗尿，不知出。

白薇　白芍药

上等份，为细末，每服二钱，食前，酒调服。

第九问：妊娠下痢赤白者何？答曰：盖因冷物伤脾，辛酸损胃，冷热不谓，胎气不安，气血凝滞，下痢频频，时有时无，或赤或白，肠鸣后重，谷道疼痛，急服蒙姜黄连圆，不问冷热二证皆可服之。

蒙姜黄连圆

干姜炮　黄连去须　缩砂仁炒　川芎　阿胶剉，蛤粉炒　白术各一两　乳香别研，三钱　枳壳去瓤，炒，半两

上为细末，用盐梅三个取肉，入少醋糊同杵匀和如梧桐子大。每服四十圆。白痢，干姜汤下；赤痢，甘草汤下；赤白痢，干姜甘草汤下。并不拘时候。

当归芍药汤

治妊娠腹中疠痛，下痢，心下急满。

白芍药　白茯苓　当归去芦，酒浸　泽泻　川芎以上各一两
白术一两半

上为细末，每服三钱，温酒调服，米饮亦可，空心、食前。忌生冷。

第十问：妊娠外感风寒，浑身壮热，眼晕头旋者何如？答曰：盖因风寒客于皮肤，伤于荣卫，或洗项背，或当风取凉，致令头目昏痛，憎寒发热，甚至心胸烦闷。大抵产前二命所系，不可轻易妄投汤剂。感冒之初，止宜进芎苏散，以发散表邪，其病自愈。

芎苏饮

紫苏叶　川芎　白芍药　白术　麦门冬去心　陈皮去白　干葛以上各一两　甘草炙,半两

上㕮咀，每服四钱，水一盏半、生姜五片、葱白二寸煎至八分，去滓，温服，不拘时候。

百合散

治妊娠风热相交，咳嗽痰多，心胸满闷。

百合蒸　紫菀茸洗　贝母去心　白芍药　前胡去芦　赤茯苓去皮桔梗去芦,炒。各一两　甘草炙,半两

上㕮咀，每服四钱，水一盏半、姜五片煎至八分，去滓，温服，不拘时候。

羚羊角散

治妊娠中风，头项强直，筋脉挛急，言语謇涩，痰涎不利。或发搐，不省人事，名曰子痫，亦宜服之。

羚羊角镑　川独活去芦　酸枣仁炒,去壳　五加皮去木。各半钱薏苡仁炒　防风去芦　当归去芦,酒浸　川芎　茯神去木　杏仁去皮、尖。各四分　木香不见火　甘草炙。各二分半

上㕮咀，每服四钱，水一盏、生姜五片煎至七分，去滓，温服，不拘时候。

第十一问：妊娠疟疾者何？答曰：荣卫虚弱，脾胃不足，或感风寒，或伤生冷，传成疟疾，急服驱邪散，莫待吐逆，见物不思，卒难医疗。

驱邪散

高良姜剉,炒　白术　草果仁　橘红　藿香叶　缩砂仁　白茯苓去皮。各一两　甘草炙,半两

上㕮咀，每服四钱，水一盏半、生姜五片、枣子一枚煎至八

分，去滓，温服，不拘时候。

第十二问：妊娠喘急，两胁刺痛胀满者何？答曰：盖因五脏不利，气血虚羸，因食生冷，或发憎寒，唇青面白，筋脉拘挛，骨节酸痛，皮毛干涩，上气喘急，大便不通，呕吐频频，平安散主之。

平安散

厚朴去皮，姜汁制　生姜各二钱　干姜炮　陈皮去白。各一钱
川芎半钱　木香二分半　干地黄洗，一钱半　甘草炙，四钱

上咬咀，每服四钱，水一盏半，入盐一捻，煎至一盏，去滓，通口服，不拘时候。亦宜服紫苏饮方载第六问下。

第十三问：妊娠头旋目晕，视物不见，腮项肿核者何？答曰：盖因胎气有伤肝脏，毒热上攻，太阳穴痛，呕逆，背项拘急，致令眼晕生花，若加涎壅，危在片时，急煎消风散主之。

消风散

石膏煅　甘菊花去枝、梗　防风去芦　荆芥穗　川羌活去芦
羚羊角镑　川芎　大豆黄卷炒　当归去芦，酒洗　白芷各一两　甘草炙，半两

上咬咀，每服四钱，水一盏半，入好茶半钱，煎至八分，去滓，通口服，食后。有一妊妇，将临月，两眼忽然失明，灯火不见，头痛目晕，项腮肿满，不能转颈，诸医治疗不瘥，转加危困，偶得此方，对证合之服，病减七八，获安分娩，其眼带吊起，人物不辨。有人云：只服四物汤加荆芥、防风，更于眼科对第四十九辘轳转关证，服天门冬饮子。但以此二般药间服，目渐稍明，大忌酒面、煎炙、烧煿、鸡、羊、鹅、鸭、豆腐、辛辣、一切毒食，并房劳及稍温药，如其不然，眼不复明也。盖此证为怀身娠，多居火阁，衣着茵褥厚盖，伏热在里，或服补药，因食热物太过，致令胎热，肝脏壅极，风冲入脑所致。

天门冬饮子

天门冬_{去心}　知母　茺蔚子_{各一两}　防风_{去芦，半两}　五味子　茯苓_{去皮}　川羌活_{去芦}　人参_{各七钱半}

上咬咀，每服四钱，水一盏半、生姜三片煎至八分，去滓，食后温服。

第十四问：小腹虚胀者何？答曰：因食硬物伤胎，胎既受病，传于脾胃，脾胃气虚，冷逼小腹，状若奔豚，或腰重，大便秘涩，两胁虚鸣，宜服胜金散，温中下气，疾即安矣。

胜金散

吴茱萸_{去枝、梗，酒浸，炒}　陈皮_{去白}　干生姜　干姜_炮　川芎_{各一钱半}　厚朴_{去皮，姜炒}　缩砂仁_炒　甘草_{炙。各三钱}

上为细末，每服二钱，盐汤调服，不拘时候。

第十五问：将产忽见横倒者何？答曰：不能忌口，恣情多食，五脏气滞，六腑不和，胎气既肥，或用力太早，胎受惊触，急用瘦胎金液圆，其儿身自顺生矣。

金液圆

飞生毛_{火烧，如腋下毛尤佳，半钱}　血余_{无病女人发，烧灰，半钱}　公母羊粪_{烧灰，半钱}　灶中心土_{一钱}　黑铅_{三钱，用小铫子火上镕，投水银半钱，急搅，结成砂子，倾出，细研}　朱砂_{半钱，别研}

上为细末，用粽子角为圆如绿豆大。遇难产急难，以倒流水吞下五圆，儿身自顺则正产，子母活矣。

催生铅丹

治横逆难产。

黑铅_{一钱，小铫子火上镕，投水银二钱，急搅，结成砂子，倾出，用熟绢汗衫角纽作圆子如绿豆大，临蓐，香水吞下二圆，立便生}

上譬如停水灭火，积年无用，偶尔不虞，乃救一时之急也。

所谓胎前数证危急，产后亦然，于病势不无过虑，家有妊妇，正当预备先合，临产或当煎下，若得幸而无恙，有不须服汤散，必是弃之，其圆所费亦不为多。

催生如圣散

黄蜀葵子不拘多少

上为细末，每服二钱，用热酒调服，如不饮酒，热汤亦得。

香桂散

下死胎。

麝香半钱，别研　官桂三钱，为末

上件和匀，只作一服，温酒调服，须臾，如手推下。

第十六问：欲产忽然气血晕闷，不省人事者何？答曰：本因用力太过，脉理衰微，精神困倦，心胸痞闷，眼晕口噤，面青发直，命在须臾，急服灵药。

来苏散

木香不见火　神曲剉，炒　陈皮去白　麦蘗炒　黄芪去芦　生姜切，炒黑　阿胶剉，蛤粉炒　白芍药各一钱　糯米一合半　苎根洗净，三钱　甘草炙，二钱

上咬咀，每服四钱，水一盏煎至八分，去滓，斡开口灌，连接煎，再灌，知人事，可谓更生之人也。

第十七问：胞肥，临产难生者何？答曰：身居富贵，口厌甘肥，聚乐不常，食物无度，既饱便卧，致令胞胎肥厚，根蒂坚牢，行动气急。盖缘不曾预服瘦胎之药，致于临产，必是难生。入月可服无忧散，则易生矣。

无忧散

当归去芦，酒浸　川芎　白芍药各三钱　木香不见火　甘草炙。各一钱半　枳壳去瓤，麸炒　乳香别研。各三钱　血余发灰，一钱半，

以獖猪心血和之

上为细末，每服二钱，水一盏煎至八分，日进两服，不拘时候。

第十八问：坐草蓦然气痿目翻口噤者何？答曰：盖因恣意喜怒，遂致卫竭荣枯，胎转难动。坐草时，用性过多，腹痛又不能熟忍，目翻口噤，面黑唇青，沫出口中，子母俱殒，若两脸微红，子死母活。用霹雳夺命丹急救之。

霹雳夺命丹

修合时，勿令妇女、鸡犬见。

蛇蜕一条，入瓦罐内煅　千里马路上左脚旧草鞋一双，洗净，烧灰，一钱　金银箔各七片　发灰一钱　马鸣蜕蚕蜕，烧灰，一钱　乳香半钱，别研　黑铅二钱半，水银七分半，依十五问中法制

上细末，以獖猪心血为圆如梧桐子大。倒流水灌下两圆。如灌不行，化开灌效。

卷之十

校正郭稽中产后二十一论治

第一论曰：热病胎死腹中者何？答曰：因母患热病，至六七日以后，脏腑热极，熏煮其胎，是以致死。缘儿死身冷，不能自出，但服黑神散暖其胎，须臾胎气温暖即自出矣。然又有不因病热以致胎死者，或因顿仆，或从高坠下，或因房室惊触，或临产惊动太早，触犯禁忌，产时未到，经血先下，秽露已尽，致胎干，子死腹中。何以验之？但看产妇舌色青黑，及舌上冷者，是其候也。疑贰之际，且进佛手散三二服探之。若不死，子母俱安。若胎已死，立便逐下。的知其胎死，则进香桂散，须臾，如手推下。

黑神散

此方产后无所不治。

当归去芦，酒浸　芍药　干姜炮　官桂不见火　甘草炙　生地黄洗。各一两　黑豆炒，去皮，净二两　附子炮，去皮、脐，半两

上研罗为细末，每服二钱匕，温酒调下。○又方不用附子，入蒲黄，二物并用尤佳。

香桂散方载产前十五问下

佛手散方载产前第三问下

第二论曰：胎衣不下者何？答曰：母生子讫，血流入衣中，衣为血所胀，是故不得下。治之稍缓，胀满腹中，上冲心胸，疼痛喘急者难治。但服夺命丹以速去衣中之血，血散胀消，胎衣自下。亦有胎初下后，产妇力少，不能更用气力，产胞经停，遇风

冷乘之，血道闭涩，故胎衣不下。取黑豆二大合，炒令熟，入醋一大盏煎三五沸，去滓，分三服，温服。或取鞋底炙热，熨小腹上下，三五次立效。

夺命丹

附子炮，去皮、脐，半两　牡丹皮一两　干漆一两

上为细末，用酸醋一升、大黄末一两同熬成膏，和药，圆如梧桐子大。温酒吞下五七圆，不拘时候。

第三论曰：难产者何？答曰：胎成之后，子居腹中，每食母血，食血有余，遂成积块，谓之儿枕，子欲生时，血块先破，为败血，散裹其子，所以难产。当服胜金散。要知胎成之后，全在调摄，常欲其气道平顺，十月满足，则产无不顺矣。更有年少初产，才觉腹痛，便相告报，旁人扰扰，产妇惊怖不安，心气蓄结，气道不顺，以致难产，宜服催生独胜散及紫苏饮，顺气安胎，衣破浆行，须臾即生。

胜金散

麝香一钱　盐豉一两，旧青布袋裹，烧令红，急以乳锤研令细

上为细末，取秤锤烧红，以酒淬之，调下药一钱匕。

催生独胜散方载产前十五问下

紫苏散方载产前十六问下

第四论曰：产后血晕者何？答曰：产后血晕，因产所下过多，血气虚极，是故晕闷。甚则昏塞不知人，气息欲绝，晕闷不止，则能毙人。若作暗风治之，诚为谬矣。但服清魂散自瘥。如川芎汤、黑龙丹，皆要药也。或以干漆烧烟冲其鼻，更于产妇房屋中频用醋炭为佳。

清魂散

泽兰叶　人参去芦。各一两　荆芥穗四两　川芎二两　甘草炙，
八钱

上为细末，每服一钱重，热汤、温酒各小半盏，调匀，急灌之，下咽喉则眼开气定，省人事。

川芎汤及黑龙丹<small>方并载产后杂病证治下</small>

第五论曰：产后口干痞闷者何？答曰：产后血气暴虚，脾胃顿弱，食面太早，停聚胃脘，面毒上熏于肺，是以口干烦闷，心下痞满，宜服见现圆以消化之。或有产后劳伤虚羸，因事触忤，怒气上逆，以致胸膈痞塞，口干烦闷者，亦宜服见现圆，盖其间药味皆是顺气快膈之剂。紫苏饮亦可服之。

见现圆

高良姜<small>剉，炒</small>　姜黄　荜澄茄　陈皮<small>去白</small>　莪术<small>炮，切</small>　人参　京三棱<small>炮。各一两</small>

上为细末，用萝卜慢火煮令烂，研细，将余汁煮面糊，和圆如梧桐子大。不拘时候，用萝卜汤吞下三十圆，或加至五十圆。

第六论曰：产后乍寒乍热者何？答曰：因产劳伤血气。盖血属于阴，气属于阳，血气一伤，阴阳互相乘克，所以乍寒乍热，此特论阴阳不和之所由致者。亦有因产恶露下少，留滞胞络，亦令人寒热，但小腹痛急为异尔。阴阳不和，宜服增损四物汤；败血停留，宜服夺命丹或黑龙丹，增损四物汤亦可兼进。

增损四物汤

当归<small>去芦，酒浸</small>　白芍药　川芎　干姜<small>炮</small>　人参各<small>一两</small>　甘草<small>炙，半两</small>

上为咬咀，每服四钱重，水一盏、姜三片同煎至六分，去滓，微热服，不拘时候。

夺命丹<small>方载产后第二论治下</small>

黑龙丹<small>方载产后杂病证治下</small>

第七论曰：产后四肢虚肿者何？答曰：母生子讫，例服黑神散及川芎汤者，取其逐瘀血以生新血也。倘恶露不尽，停留胞络，生病多端，轻者为胀，为痛，为寒，为热，甚者月水不调，闭断不通，久成血瘕，以致尫羸。有如产后面目四肢浮肿，此由败血兼虚，停积于五脏，循经流入四肢，留淫日深，腐坏如水，致令浮肿，医者不审，便作水气治之，投以甘遂、大戟等药，以导其水，虚之复虚，因兹夭枉者多矣。但服调经散，血行肿消，自然良已。黑龙丹亦治产后浮肿血滞所致，不可不知。

调经散

没药别研　琥珀别研。各一钱　肉桂不见火　赤芍药　当归去芦，酒浸。各一两　麝香半钱，别研　细辛洗，半钱　甘草炙，二钱

上为细末，每服半钱重，生姜汁、温酒各少许，调匀服。

黑龙丹方载产后杂病证治下

第八论曰：产后乍见鬼神者何？答曰：肝能藏血，心能主血，因产走耗其血，劳动肝心，败血奔冲，邪淫于心，所以乍见鬼神，言语颠倒，非风邪也。但服调经散加生龙脑一捻，煎服，得睡即安。黑龙丹亦能治疗。

调经散方载第七论下

黑龙丹方载产后杂病证治下

第九论曰：产后不语者何？答曰：心者，君主之官，神明出焉。内候血海，外应于舌，舌者心之机，产后败血停蓄，上干于心，心气闭塞，则舌强而不语矣。但服八珍散自瘥。

八珍散

人参　石菖蒲　生地黄酒蒸，焙　川芎各一两　朱砂别研　防风去芦。各半两　细辛洗净，一钱　甘草炙，半两

上为细末，每服一钱，薄荷汤调下，不拘时候。地黄多喜恋膈，脾胃不快者以当归代之，其效尤著。

第十论曰：产后腹痛又泻痢者何？答曰：因产血气劳伤，外则腠理空疏，内则肠胃虚怯，若未满月，饮冷当风，邪毒乘虚进袭，留于分肉之间，布于肠胃之内，遂致腹胁疠痛，痛如刀刺，流入大肠，肠鸣洞泄不已，痢下赤白，宜服调中汤。又有食肉太早，强食过多，停积不化，脐腹疼痛而成泄痢者，诚有之矣。法当消化停滞则愈。但不可用牵牛、巴豆峻剂以虚血气。第五问中见现圆最佳。仓卒未能办此，用《局方》中治中汤加缩砂仁煎服。

调中汤

良姜_{剉，炒} 当归_{去芦，酒浸} 肉桂_{不见火} 白芍药 附子_{炮，去皮、脐} 川芎各一两 甘草_炙 人参各半两

上㕮咀，每服三钱，水二盏煎至一盏，去滓，热服，空心、食前。

第十一论曰：产后遍身疼痛者何？答曰：因产走动血气，升降失其常度，留滞关节，筋脉引急，是以遍身疼痛，甚则腰背强硬不能俯仰，手足拘挛，不能伸屈，或身热头痛，不可作他病治，但服趁痛散，循流血气，使筋脉舒畅，疼痛自止，俯仰得其所矣。

趁痛散

川牛膝_{去芦，酒浸} 川当归_{去芦，酒浸} 官桂_{不见火} 白术 黄芪_{去芦} 川独活_{去芦} 生姜各半两 薤白二钱半 甘草_{炙，三钱}

上㕮咀，每服四钱，水一盏半煎至八分，去滓，热服，不拘时候。加桑上寄生半两尤佳。

第十二论曰：产后大便秘涩者何？答曰：津液者，血之余。因产伤耗血气，津液暴竭，气少不能运掉，是以大便秘涩不通也。轻者且进橘杏圆以润滑之，滑则通矣。若过六七日，腹中满痛，尚且不通，此必有燥粪在内，干涩未能得出尔，却服麻仁圆

以通利之，下燥粪则愈。若以为有热，用重凉之剂以攻之，转更伤动胃气，变证多端，性命危矣！

麻仁圆

麻子仁别研　枳壳去瓤，麸炒　人参　大黄各半两

上为细末，炼蜜为圆如梧桐子大。每服五十圆，温汤、米饮任下。未通加圆数。

橘杏圆方载第五卷秘结论治下

第十三论曰：产后血崩者何？答曰：因产所下过多，血气暴虚，未得平复，或因劳役，或因惊怒，致血暴崩。又有荣卫损伤，气衰血弱，亦变崩中。若小腹满痛，此为肝经已坏，为难治，俱宜投固经圆止之。若小腹胀满，此为内有瘀血，则未可止之，止之非特淋沥不已，小腹转加胀满。若小腹胀满，且服川芎汤及黑龙丹。若小腹不满急，是内无瘀血，可服固经圆止之。忌热药者，进十灰圆亦得。

固经圆

赤石脂煅　艾叶　补骨脂炒　木贼各半两　附子一枚，炮，去皮、脐

上为细末，陈米饮和圆如梧桐子大。食前温酒送下五十圆，米饮亦可。

十灰圆方载第十卷崩漏论下

第十四论曰：产后腹胀闷满，呕吐者何？答曰：胃受水谷，脾主运化，主血生气，内濡脏腑者也。因产腑脏暴虚，恶露下少，败血乘虚散于脾胃，脾受之而为腹胀，胃受之则为吐逆。亦有恶露过多，气无所主，聚于脾胃，脾受之则为腹胀，胃受之则为吐逆，抵圣汤而治。恶露过多者，于抵圣汤中去泽兰、赤芍药，倍加生姜、橘皮也。

抵圣汤

赤芍药　半夏汤泡　泽兰叶　陈橘皮去白　人参各一钱　甘草炙，一钱　生姜一钱

上㕮咀，每服四钱，水一盏半煎至七分，去滓，温服，不拘时候。

第十五论曰：产后口鼻黑气起，鼻衄者何？答曰：阳明者，经脉之海，起于鼻，交颊中，还出挟口，交人中，左之右，右之左。产后气消血败，荣卫不理，散乱入于诸经，却还不得，故令口鼻黑起及变鼻衄。此缘产后虚热，变生此疾，不治，名曰胃绝、肺绝。

上遇此疾，急取绯线二条，并产妇顶心发二条，系中指上节即止。无药可疗，亦厌禳之一端也。

第十六论曰：产后喉中气急，喘者何？答曰：荣者血也，卫者气也，荣行脉中，卫行脉外，相随上下，谓之荣卫。因产所下过多，荣血暴竭，气无所生，独聚于肺中，故令喘也。此名孤阳绝阴，为难治。若恶露不快，败血停凝，上熏于肺，亦令喘急，如此但服夺命丹，血去，喘急自止。

夺命丹方见第二论下

第十七论曰：产后中风者何？答曰：产后伤动血气，劳损经络，腠理空疏，劳役太早，风邪乘间而入，始则客于皮肤，次则入于筋脉，又其次也传于诸脏，随其诸脏经络而生病焉。或身体缓急，或顽痹不仁，或口目不正，或奄奄忽忽，神情闷乱，乃中风候，宜服小续命汤。又有产后五七日，强力下床，或一月之内伤于房室，或怀忧发怒，动扰冲和，或因着艾，伤动脏腑。得病之初，眼涩口噤，肌肉瞤搐，渐至腰背筋急强直者不可治。此乃人作，非的尔中风所得也。

小续命汤

治妇人产后失血中风，冒昧不知痛处，拘急不得转侧，四肢缓急，遗失便利❶方见第一卷中风论治下。

第十八论曰：产后心痛者何？答曰：心者血之主。人有伏宿寒，因产大虚，寒抟于血，血凝不得消散，其气遂上冲击于心之络脉，故心痛，但以大岩蜜汤治之。寒去则血脉温而经络通，心痛自止。若误以为所伤治之则虚极，寒益甚矣。心络寒甚，传心之正经则变为真心痛，朝发夕死，夕发朝死。若因七情伤感、血与气并而心痛者，宜服玄胡索汤，则痛自止。

大岩蜜汤

熟地黄酒蒸，焙　当归去芦，酒浸　川独活去芦　干姜炮　吴茱萸炒　桂心不见火　白芍药　小草各一两　甘草炙　细辛各半两

上咬咀，每服半两，水二大盏煎至一盏，去滓，微热服，不拘时候。

玄胡索汤方载妇人血气论治下

第十九论曰：产后热闷气上，转为脚气者何？答曰：产后血虚生热，复因春夏取凉过度，地之蒸湿，因足履之，所以著而为脚气，其状热闷挛纵，惊悸心烦，呕吐气上，皆其候也。服小续命汤两三剂必愈方见前。恶附子者，宜服独活寄生汤；若呕者，去地黄，倍加生姜。

独活寄生汤方见脚气论治下

第二十论曰：产后汗出多而变痉者何？答曰：产后血虚，肉理不密，故多汗，因遇风邪抟之，则变痉也。痉者口噤不开，背强而直，如发痫之状，摇头马鸣，身反折，须臾又发，气息如绝，宜速斡口灌小续命汤。稍缓即汗出如雨，手拭不及者，不可

---

❶ 治妇人……遗失便利：治证原缺。据《重订》补。

治。方载中风门下。

上方不特治产妇，凡妇女偶中此疾，急以此药灌之，无不愈者。或服他药，则不及矣！

第二十一论曰：产后所下过多，虚极生风者何？答曰：妇人以血为主，因产下血过多，气无所主，唇青肉冷，汗出，目瞑，神昏，命在须臾，此但虚极生风也，如此则急服济危上丹。若以风药治之则误矣。

济危上丹

太阴玄精石别研　乳香别研　五灵脂　硫黄别研　桑上寄生
陈皮去白　阿胶蛤粉炒　卷柏生。各等份

上将上四味同研匀，石器内微火炒，勿令焦了，再研极细，后入余药末，用生地黄汁煮糊为圆如梧桐子大。每服五十圆，食前，用温酒吞下，当归酒亦得。

产后杂病证治

黑龙丹

治妊娠临产难生，或胎衣不下，产后血晕，不省人事，状如中风，血崩恶露不止，腹中刺痛，血滞浮肿，血入心经，语言颠倒，如见鬼神，血风相抟，身热头痛，或类疟状，胎前产后，一切危急狼狈垂死，以此药灌三四圆，无不救活者。

五灵脂　当归去芦，酒浸　生地黄　川芎　高良姜剉。各一两
上细剉，入砂锅内，纸筋、盐泥固济，炭火煅通红，候火灭，冷取出，细研，入后药。

百草霜五两　乳香　生硫黄　琥珀　花蕊石各一钱
上五味并研细末，同前药和匀，米醋煮面糊为圆如弹子大。要服，用火煅药通红，投入生姜自然汁浸碎之，以无灰酒并合童

子小便顿服，神效不可尽述。

当归羊肉汤

治产后发热，自汗，肢体痛，名曰蓐劳。

当归去芦，酒浸　人参各七钱　黄芪去芦，一两　生姜半两

上咬咀，用羊肉一斤，煮清汁五大盏，去肉，入前药，煎四盏，去滓，作六七服，早晚三四服，收汗，止头痛。

猪腰子粥

治产后蓐劳发热。

猪腰子一只

上去白膜，切作柳叶片，少盐酒拌之，先用粳米一合，入葱、椒煮粥，盐醋调和，将腰子铺碗底，用热粥盖之，如作盦生粥状吃之，每日空心。作粥极妙。

芎归汤

治大产小产，对证加添服饵。

川芎　当归去芦，酒浸

上等份，咬咀，每服三钱，水一盏半煎至七分，去滓，温服，不拘时候。腹中刺痛，加白芍药煎；口干烦渴，加乌梅、麦门冬煎；发寒热，加干姜、白芍药煎；水停心下，微呕逆，加茯苓、生姜煎；虚烦不得眠，加人参、竹叶煎；大便秘涩，加熟地黄、橘红、杏仁煎；小便不利，加车前子煎；腹胁膨胀，加厚朴煎；血崩不止，加香附子煎；咳嗽痰多，如紫菀、半夏、生姜煎；腰痛脚痛，加牛膝煎；心下疼痛，加玄胡索煎；恶血不下，腰腹重痛，加牡丹皮煎。

漏芦散

治乳妇气脉壅塞，乳汁不行。

漏芦二两半　蛇蜕炙，一十条　瓜蒌十个，急火烧存性

上作细末，每服二钱，温酒调下，不拘时候，仍吃热养助之。

钟乳粉散

治乳妇气少血衰，脉涩不行，乳汁绝少。

成炼钟乳粉

上细罗，每服二钱，浓煎漏芦汤调下，不拘时候。

妇人室女杂病论治

血气论治

论曰：内经云：百病皆生于气。经有所谓七气，有所谓九气。喜、怒、忧、思、悲、恐、惊者，七气也。七情之外，益之以寒热二证，而为九气也。气之为病，男子妇人皆有之，惟妇人血气为患尤甚。盖人身血随气行，气一壅滞，则血与气并，或月事不调，心腹作痛；或月事将行，预先作痛；或月事已行，淋沥不断，心胀作痛，或连腰胁，或引背膂，上下攻刺，吐逆不食，甚则手足搐搦，状类惊痫；或作寒热；或作癥瘕，肌肉消瘦。非特不能受孕，久而不治，转而为瘵疾者多矣。

玄胡索汤

治妇人、室女七情伤感，遂使血与气并，心腹作痛，或连腰胁，或引背膂，上下攻刺，甚作搐搦，经候不调，但是一切血气疼痛，并可服之。

当归去芦，酒浸，剉，炒　玄胡索炒，去皮　蒲黄炒　赤芍药　官桂不见火。各半两　片子姜黄洗　乳香　没药　木香不见火。各三钱　甘草炙，二钱半上咬咀，每服四钱，水一盏半、生姜七片煎至七分，去滓，食前温服。吐逆，加半夏、橘红各半两。

琥珀散

治妇人、室女月水凝滞，胁肋胀刺，脐腹疗痛不可忍，及恶露不下，血上攻心，迷闷不省，应有血气腹痛，并皆治之。

牡丹皮去木　赤芍药　蓬莪术剉　京三棱剉　刘寄奴去梗　熟地黄酒蒸　玄胡索炒，去皮　当归去芦，酒浸　乌药　官桂不见火。各一两

上用前五味，用乌豆一升、生姜半斤切片、米醋四升同煮，豆烂为度，焙干，入后五味，同为细末，每服二钱，用温酒调服，空心、食前。

三神圆

治室女血气相抟，腹中刺痛，痛引心端，经行涩少，或经事不调，以致疼痛。

橘红二两　玄胡索去皮，醋煮，一两　当归去芦，酒浸，剉，略炒，一两

上为细末，酒煮米糊为圆如梧桐子大。每服七十圆，加至一百圆，空心，艾汤送下，米饮亦得。

带下论治

论曰：《巢氏病源》论妇人有三十六疾，所论三十六疾者，七癥、八瘕、九痛、十二带下是也。然所谓十二带下者，亦不显其证状，今人所患，惟赤白二带而已。推其所自，劳伤过度，冲任虚损，风冷据于胞络，此病所由生也。且妇人平居之时，血欲常多，气欲常少。方谓主气有原，百疾不生，倘或气倍于血，气倍生寒，血不化赤，遂成白带；气平血少，血少生热，血不化

红，遂成赤带。寒热交并，则赤白俱下。有室女虚损而有此疾者，皆令孕育不成，以致绝嗣。凡有是证，速宜治之。久而不治，令人面色黝黯，肌肉瘦瘠，腹胁胀满，攻刺疼痛，甚致足胫枯细，多苦逆冷，尫羸不能食矣。诊其脉，右手尺脉浮，浮为阳，阳绝者无子，苦足冷带下也。

白垩圆

治妇人白带，久而不止，面生黝黯，绕脐疼痛，腰膝冷痛，日渐虚困，产后白带，并宜服之。

白垩火煅 禹余粮煅、醋淬七次 鳖甲醋炙 乌贼骨醋炙 当归去芦，酒浸 鹊巢灰 干姜炮 紫石英火煅、醋淬七次 附子炮，去皮、脐 金毛狗脊燎去毛 川芎各一两 艾叶灰半两 鹿茸燎去毛，切片，醋炙，一两 香附子醋煮，二两

上为细末，醋煮糯米糊为圆如梧桐子大。每服七十圆，空心，用温酒、米饮任下。

白薇圆

治室女冲任虚寒，带下纯白。

鹿茸醋蒸，焙，二两 白薇 金毛狗脊燎去毛。各一两

上为细末，用艾煎醋汁，打糯米糊为圆如梧桐子大。每服五十圆，空心，温酒下。

当归煎

治妇人、室女赤带不止，腹内疼痛，四肢烦疼，不欲饮食，日渐羸瘦。

当归去芦，酒浸 赤芍药 牡蛎火煅，取粉 熟地黄酒蒸，焙 阿胶剉，蛤粉炒成珠子 白芍药 续断酒浸。以上各一两 地榆半两

上为细末，醋糊为圆如梧桐子大。每服五十圆，空心，用米饮送下。

卷柏圆

治妇室腹脏冷热相攻，心腹绞痛，腰痛腿痛，赤白带下，面色痿黄，四肢羸乏。

黄芪去芦，蜜水炙　熟地黄洗。各一两半　卷柏醋炙　赤石脂煅、醋淬七次　鹿茸醋炙　白石脂　川芎　代赭石煅、醋淬七次　艾叶醋炒　桑寄生　鳖甲醋炙　当归去芦，酒洗，微炒　地榆各一两　木香　不见火　龙骨各半两　干姜炮，三分

上为末，醋煮糯米糊为圆如梧桐子大。每服七十圆，空心、食前，用米饮送下。

血瘕论治

论曰：腹中之病，经书所载有积、有聚、有癖、有疝、有癥、有瘕。盖积者，五脏所积，其痛不离其部；聚者，六腑所聚，其痛无有常处；癖者，病据两胁之旁；疝者，强急而多痛；癥者，征也，有块可验；瘕者，假也，假物成形，其结聚浮假，推移乃动。此无他，皆由饮食不节，寒温不调，气血劳伤，脏腑虚弱，受于风冷，与气血相结而成也。惟妇人血瘕为病异于丈夫，其所以异者，非独关于饮食不节而已，多因产后劳动太早，喜怒不调，脏虚受寒，或月水往来，取凉过度，恶血不散，遇寒抟之，寒抟则凝，皆能成血瘕也。病作之时，令人心胁攻刺，小腹痛重，或腰背互相引而痛，久而不消，令人黄瘦羸弱，遂致绝产。诊其脉，弦急大者生，虚小弱者死不治。

琥珀圆

治妇人血瘕，腹中有块攻刺，小腹痛重，或腰背相引而痛，久而不治，黄瘦羸乏。

琥珀别研　白芍药　川乌炮，去皮　川牛膝去芦，酒浸　鳖甲

醋炙　蓬莪术炮　当归去芦，酒浸　梓厚朴姜制，炒。各一两　木香不
见火　泽兰叶　官桂不见火。各半两　麝香别研，半钱

上为细末，酒糊为圆如梧桐子大。每服七十圆，空心，温酒、
米饮任下。

通经圆

治室女月经不通，脐下坚结大如杯升，发热往来，此名血瘕。

当归去芦，酒浸，一钱半　莪术炮　桂不见火　青皮去白　大黄炮
干姜炮　桃仁去皮、尖，炒　干漆炒令烟尽　川椒去目及闭口者，微炒，
放地上盏盖，出汗　红花各一钱

上十味为末，将一半用醋煮熬成膏子后入，一半入鸡子清同捣
匀，圆如桐子大。每服二十圆，空心，用淡醋汤下。

六合汤

治妇室经事不行，腹中结块疼痛，腰痛腿痛。

当归去芦，酒浸　白芍药　官桂去皮　熟地黄洗　川芎　莪术
炮。各等份

上㕮咀，每服四钱，水一盏半煎至七分，去滓，温服，空心、
食前。

崩漏论治

论曰：崩漏之疾，本乎一证。轻者谓之漏下，甚者谓之崩中。
且平居妇人经脉调适，冲任二脉互相滋养，阴阳二气不相偏胜，则
月事以时下。倘若将理失宜，喜怒不节，疲极过度，大伤于肝。盖
肝为血之府库，喜怒劳役，一或伤之，肝不能藏血于宫，宫不能传
血于海，所以崩中漏下。漏下者，淋沥不断是也。崩中者，忽然暴
下，乃漏证之甚者也。其状或如豚肝，或成五色，与血俱下，又或
如泔涕，如烂瓜汁，又或如豆羹汁，如蓝靛色。至有黑如干血相

杂，亦有纯下瘀血者，此皆冲任虚损，喜怒劳役之过，致伤于肝而然也。久久不止，面黄肌瘦，虚烦口干，脐腹冷痛，吐逆不食，四肢虚困，甚则为胀为肿。诊其脉，寸口脉弦而大，弦则为减，大则为芤，减则为寒，芤则为虚，寒虚相抟，其脉为革，主半产漏下。又尺寸脉虚者漏血，漏血脉浮者不可治。治之之法，调养冲任，镇驻血海，血海温和，归于有用，内养百脉，外为月事，自无崩中漏下之患矣。

镇宫圆

治妇人崩漏不止，或下五色，或赤白不定，或如豆汁，或状若豚肝，或下瘀血，脐腹胀痛，头晕眼花，久久不止，令人黄瘦，口干胸烦不食。

代赭石火煅、醋淬七次　紫石英火煅、醋淬七次　禹余粮火煅、醋淬七次　香附子醋煮。各二两　阳起石煅红，细研　川芎　鹿茸燎去毛，醋蒸，焙　茯神去木　阿胶剉，蛤粉炒成珠子　蒲黄炒　当归去芦，酒浸。各一两　血竭别研，半两

上为细末，用艾煎醋汁，打糯米糊为圆如梧桐子大。每服七十圆，空心，用米饮下。

十灰圆

治崩中下血不止。

锦灰　黄绢灰　马尾灰　艾叶灰　藕节灰　莲蓬灰　油发灰　赤松皮灰　棕榈灰　蒲黄灰

上等份，为细末，用醋煮糯米糊为圆如梧桐子大。每服七十圆，加至一百圆，空心，米饮送下。

柏子仁汤

治妇室忧思过度，劳伤心经，心主于血，心虚不能维持诸经之血，亦能致崩中下血之患。

当归去芦，酒浸　川芎　茯神去木　小草　阿胶剉，蛤粉炒成珠子　鹿茸燎去毛，酒蒸，焙　柏子仁炒。各一两　香附子炒，二两

川续断_{酒浸，一两半}　甘草_{炙，半两}

上咬咀，每服四钱，水一盏半、生姜五片煎至七分，去滓，空心、食前，温服。

妇室撘搦论治

论曰：妇人、室女有生平无病者，一旦忽感手足撘搦之症，痰涎壅塞，精神昏愦，不省人事，往往医者便作痫证治之，非也。殊不知妇室以肝气为主，盖肝乃血之府库，肝既病，经候愆期，或多或少，或闭断不通，肝宫堙塞，随气虚实而生病焉。妇人多由血虚，七情所感而生风；女子血实，七情所感而生热。邪乘四末，是以卒然手足撘搦，状类痫证也。治疗之法，先宜多进苏合香圆，温酒化服以快其气。候其苏醒，亟亟调经。调经之法，塞者通之，通者调之，虚者与之，实者取之。妇人宜服白薇圆，女子宜服泽兰圆。多服，以病退为期也。

白薇圆

白薇　紫石英_{火煅、醋淬七次}　琥珀_{别研}　白芍药　桂心_{不见火}
川续断_{酒浸}　防风_{去芦}　山茱萸_{取肉}　当归_{去芦，酒浸}　柏子仁_炒
川乌_{炮，去皮、尖}　牡丹皮_{去木。各一两}　木香_{不见火，半两}　麝香_{别研，半钱}

上为细末，生姜自然汁打米糊为圆如梧桐子大。每服七十圆，空心、食前，用温酒、米饮任下。

泽兰圆

当归_{去芦，酒浸}　泽兰叶　琥珀_{别研}　羚羊角_镑　防风_{去芦}　生地黄_洗　橘红　安息香_{酒煮，去砂石}　牡丹皮_{去木。各一两}　赤芍药_{一两半}　铁粉_{半两}　麝香_{半钱，别研}

上为细末，炼蜜为圆如梧桐子大。每服七十圆，空心、食前，温酒、米饮任下。